ケアのこころ シリーズ②

1日のケア

Art of Nursing

上手に、早くすませるよりも、患者さんが、
その人らしい1日を送れるよう、いつも心
をくだくあなた——。
手際のよい処置の途中にも、患者さんのま
なざしに、ふと、心をとめるあなた——。
そんなあなたを、もっと輝かせるヒントが、
この本にちりばめられています。

すがすがしい朝。充実した昼。おだやかな
夜。朝から夜への1日の流れの中で、患者
さんへのケアのポイントを、ごいっしょに、
見直してみませんか？

患者さんの満ちたりた1日。
それは、あなたのすてきな1日。

CONTENTS

Art of Nursing

PART[1]
1日のはじまりに
In the Morning
身も心も心地よく、1日をスタートしていただくために……5

PART[2]
排泄を心地よく
Caring for Urination and Defecation
患者さんの〝心の負担〟、いつも、忘れずに……15

PART[3]
清潔に身だしなみよく
Caring for Cleanliness
気持ちのよい清拭が、ナースへの信頼感を深めます……29
きれいに整った髪。患者さんの顔が、ほころびます……43

PART[4]
食事を楽しく
Serving Meals
〝おいしく食べた〟。満足感が闘病意欲へつながります……51

PART[5]
自由時間を快く
Comforting Patients
単調なひとときも、ナースの工夫で快く……71

PART[6]
おだやかな眠りのために
In the Evening
眠りにつく前のお世話は、安眠の〝特効薬〟……85

PART[7]
外来でのケア
Caring for Outpatients
診療に信頼感を持っていただくために……95

PART[1]
1日のはじまりに
In the Morning

身も心も心地よく1日をスタートしていただくために

明るい朝の光。こぼれるナースの笑顔。新鮮な空気が部屋へ流れ込み、身のまわりが気持ちよく整えられる――朝のケアから、患者さんの１日が、リズムを刻みはじめます。

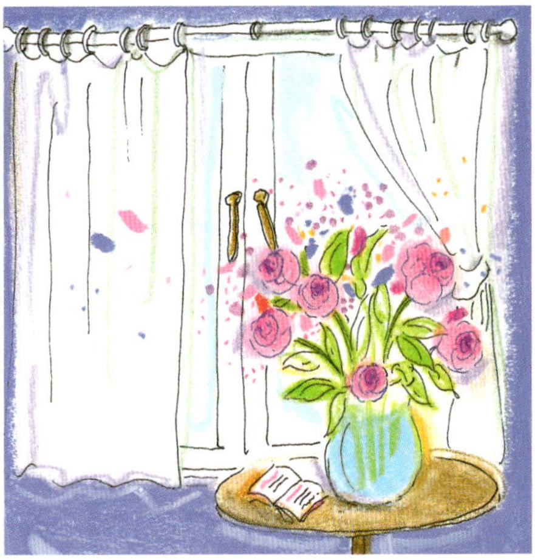

Checking points
チェック・ポイント

●検温の時、ひとりひとりとあいさつが、かわされていますか

●病室の空気は新鮮で、さわやかですか

●自分でできない人も、歯みがき・洗面・整髪を気持ちよくすませていますか

●汚れたリネンや寝衣を、そのまま使っている人はいませんか

●床頭台やオーバーテーブル、花びんは清潔に整っていますか

●自分でできる人も、できない人も、気持ちよく排泄をすませていますか

●夜中に眠れなかった人をそっと休ませる配慮がされていますか

モーニングケアは、大切なふれあいのひととき

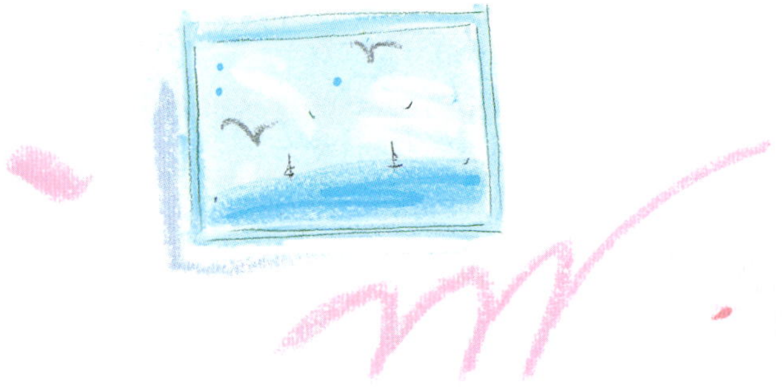

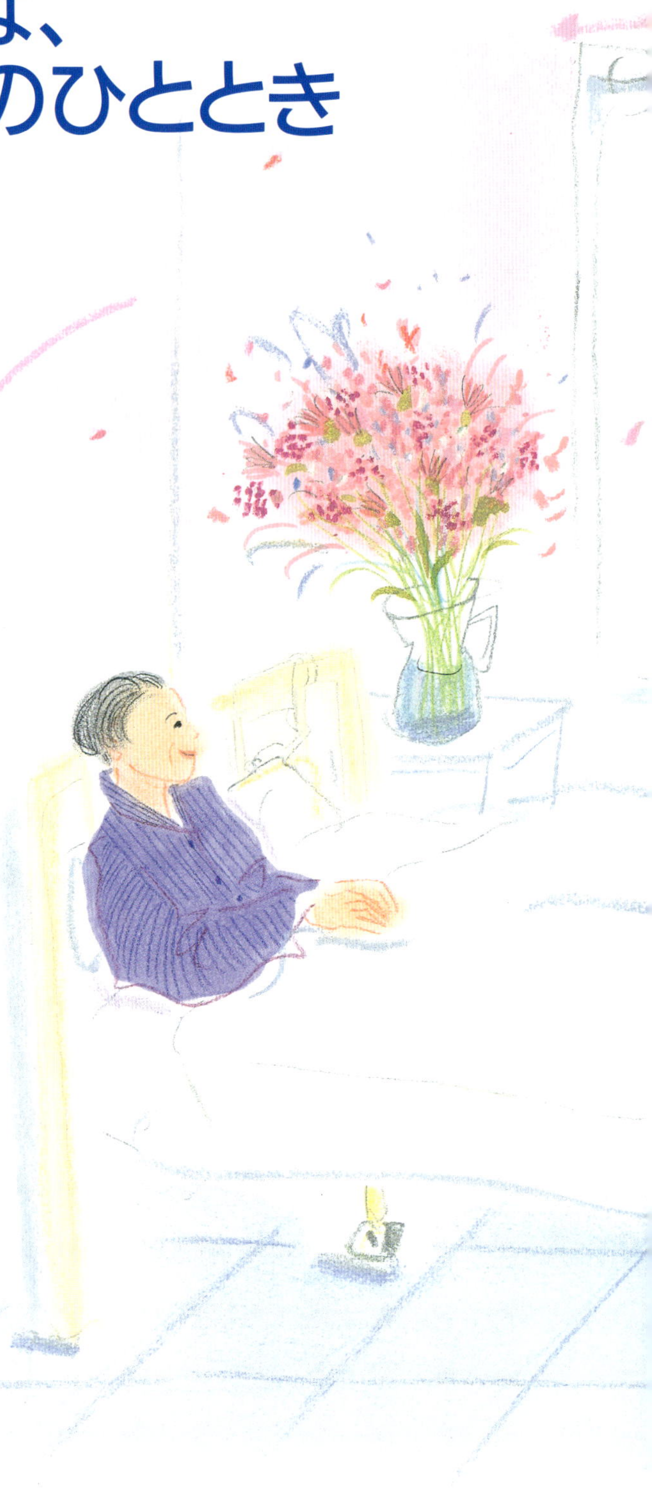

検温は、さわやかなあいさつと、ひとりひとりへの言葉とともに

「おはようございます！」
不安な夜、眠れない夜を過ごした患者さんの心に、ナースの明るいあいさつが、さわやかに響きます。朝のナースの何げないひと言から、患者さんの１日は、快くなったり、ユーウツになったり。
「ゆうべは、よくお休みになれましたか？」
「きのうの痛み、今朝はいかがですか？」
体温計をさし出すだけでなく、心をこめたあいさつと、ひとりひとりへのひと言も忘れずに。

まず窓をあけて、夜の空気を追放！

夜間は空調が切られることが多く、病室内の空気は滞りがち。朝はまず窓をあけて、新鮮な空気を病室へ！ひんやりとした感触が、患者さんに快いだけでなく、回復のためにも、生活のリズム作りのためにも、欠かせません。

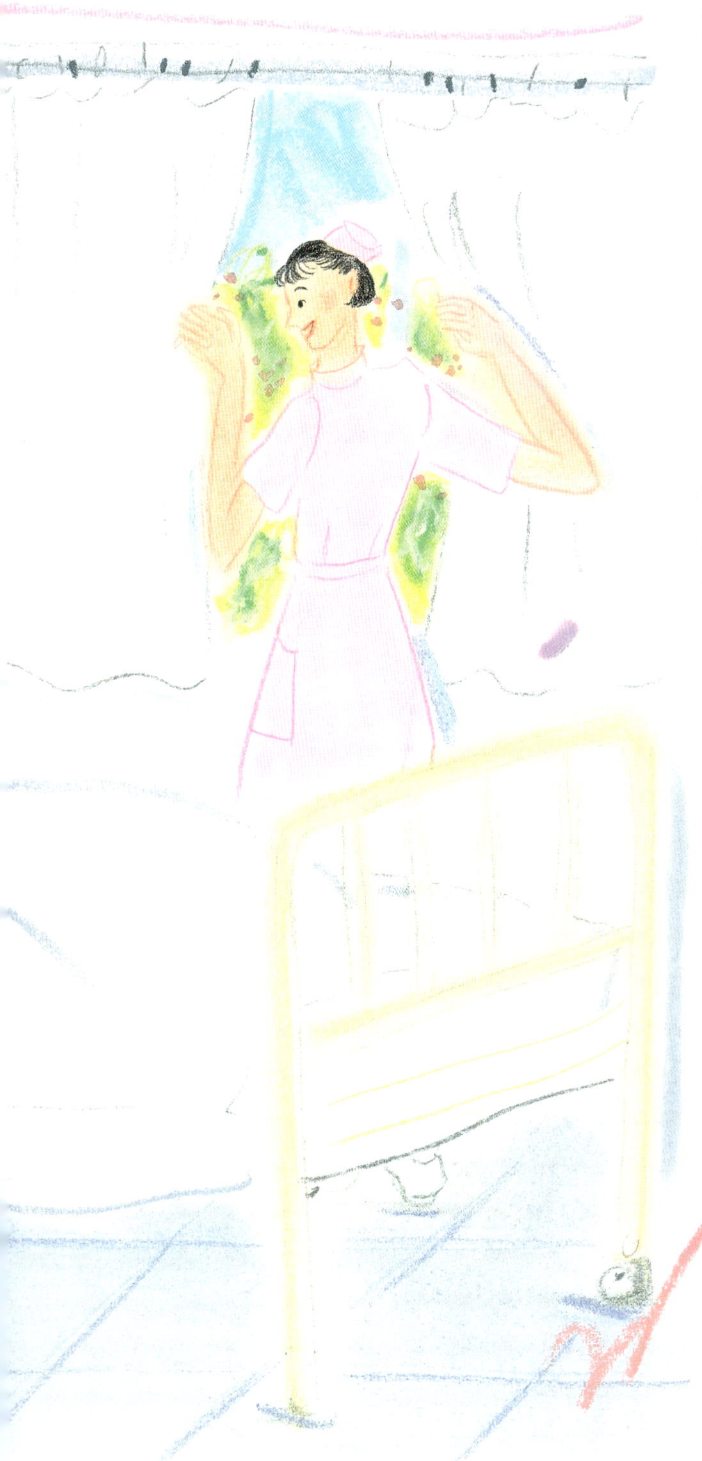

水にふれる。水の音を聞く――洗面から気分にハリが

ジャブジャブと水音をたてて顔を洗う、手を洗う――日常生活では当然の、こうした洗面が、患者さんの気分をハリのあるものにしてくれます。ただでさえ、水にふれる機会の少ない入院生活。朝の洗面は、事情のゆるすかぎり、おしぼりより水を使ったものにしたいですね。

うがい用の水は、たっぷり。片づけはすみやかに

自分で洗面所へ行けない田中さん。届けられた１杯の水で、口をゆすぎ、うがいし、歯ブラシをゆすぎと四苦八苦。何だか、口の中もさっぱりしません。
うがい用の水、洗面用の水は、なるべくたっぷりと。うがい後は、すみやかに片づけます。

眠れなかった人には、機転をきかせたい

なかなか寝つけなかった、患者の佐藤さん。明け方近くに、やっとウツラウツラし、起床時間には深い眠りへ。
ここで、定刻だからと起こしてしまうのは、あまりにも杓子定規。〝睡眠中につき静かに〟などの札をかけ、洗面や朝ごはんを遅らせて、ゆっくり休んでいただく心配りが大切です。

身のまわりを整えて、さっぱりと朝食を迎えたい

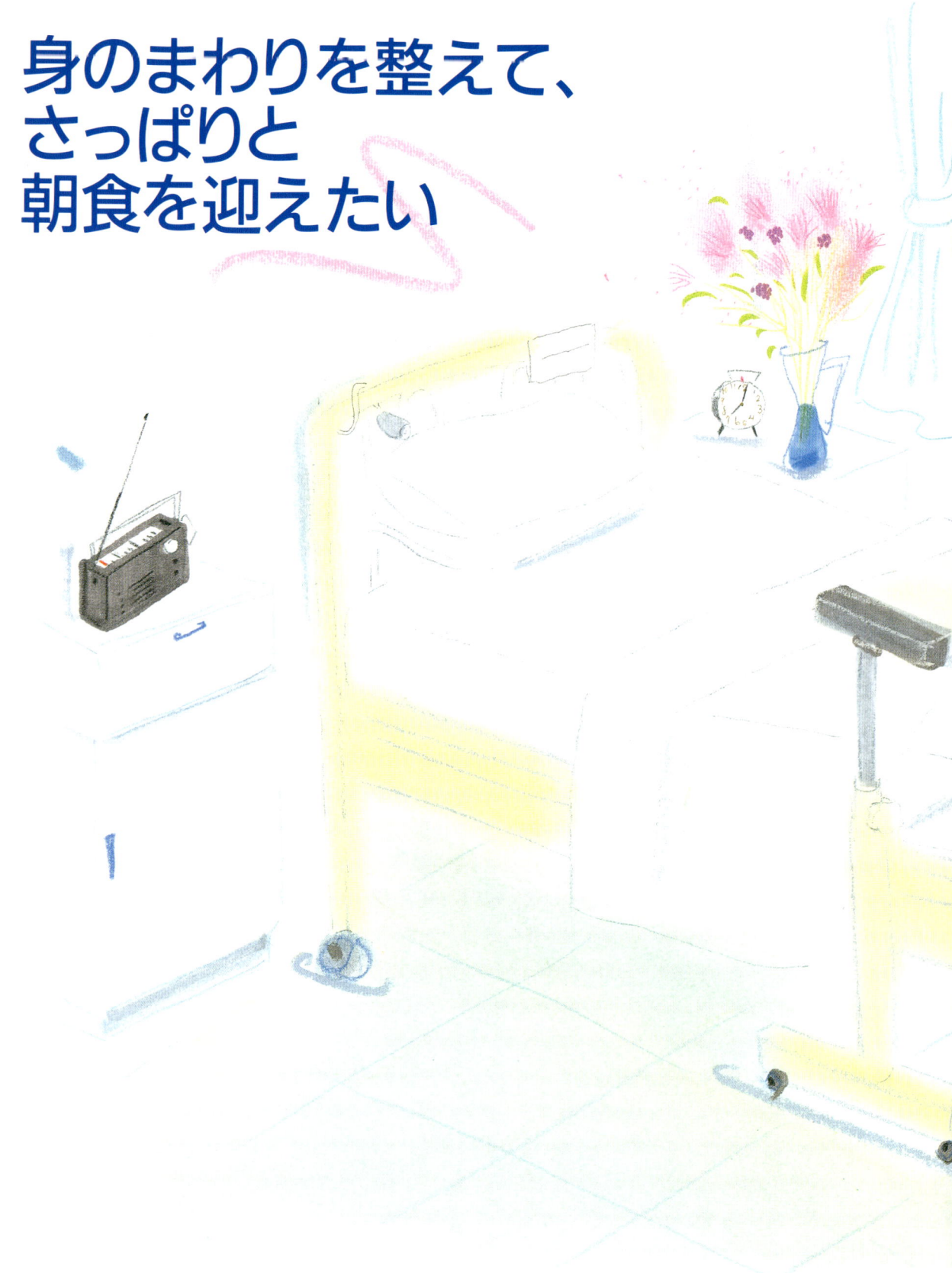

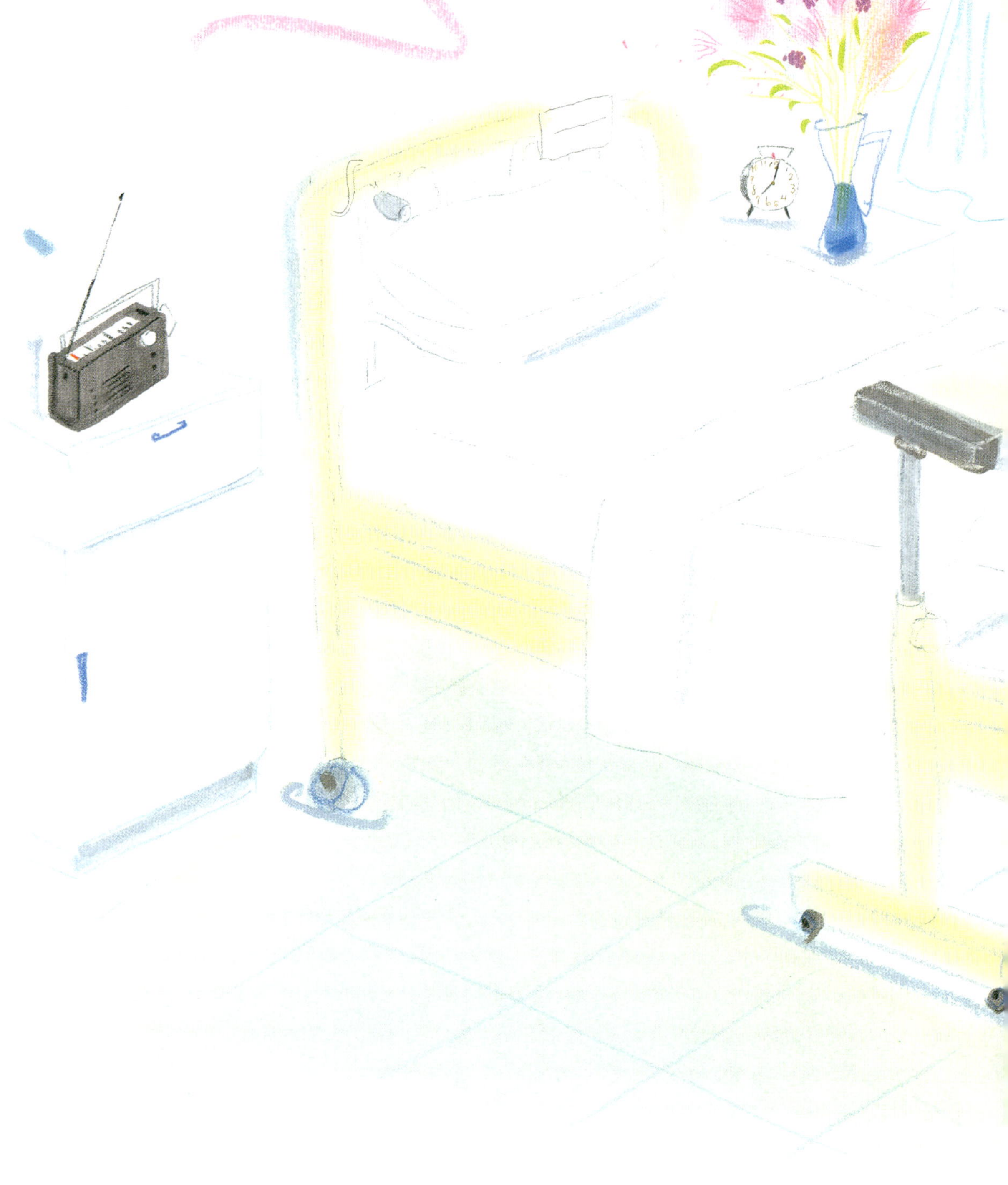

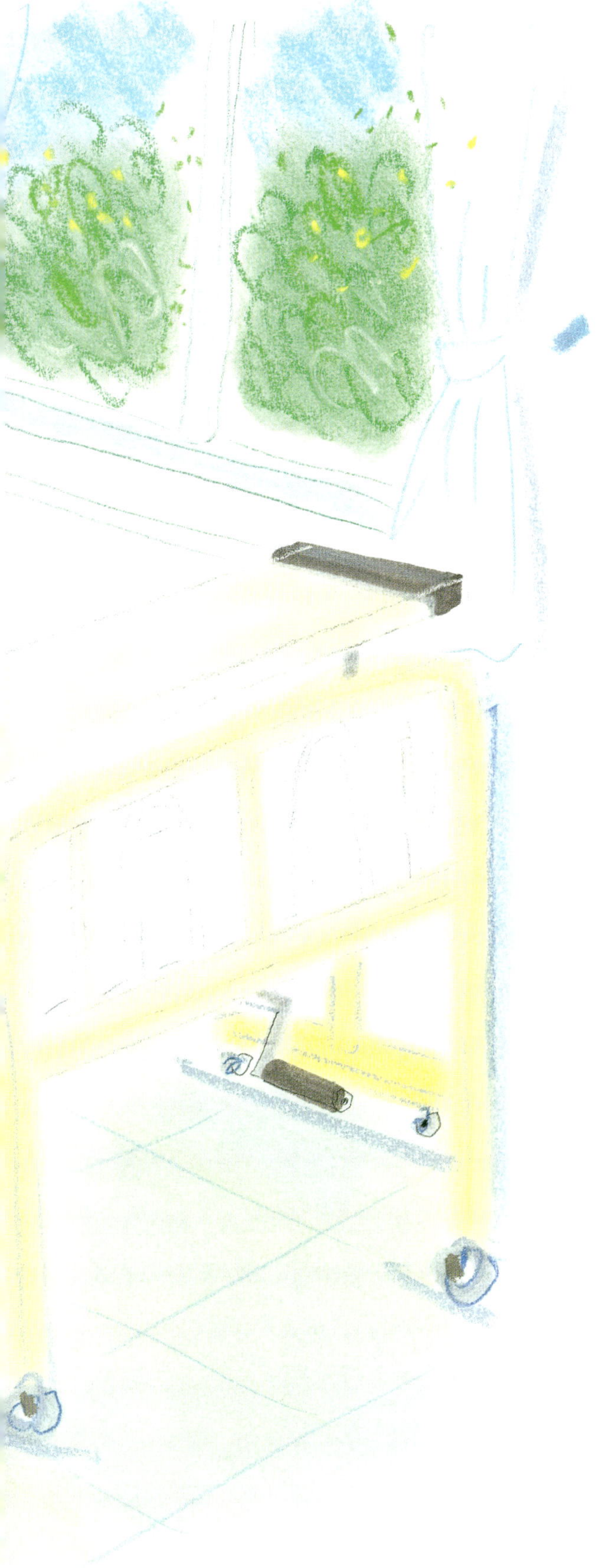

シーツをのばし、かけ物を整える。気持ちのよい1日のはじまり

ベッドは患者さんの生活の場。１日のはじまりに、シーツをきちんとのばし、かけ物に風を通して整えると、患者さんの気分まで新たになるようです。
ベッド上のぬけ毛や食べカスも、見逃さずに清掃を！

あふれたくずかご、汚れた湯のみ？朝はチェック・タイム

痰の多い患者さんが、あふれたくずかごの横で朝食をとっている──。
さあ、朝はチェック・タイム！　あふれたくずかごを片づけ、汚れたままの湯のみを洗い、花びんの水もとりかえます。元気のなくなった花は、水の中で茎の先を少し切り、水を吸い上げやすくします。仕上げに、床頭台やオーバーテーブルをひとふきすると……、患者さんの気分までさっぱり！

朝の新聞・ラジオ・テレビは欠かせない楽しみ

朝起きて、新聞を開く。テレビのニュースを聞く。日常生活では、あたりまえのこうした習慣が、情報の少ない入院生活では、欠かせない楽しみになります。
禁じられている人以外は、出入りの新聞店を紹介したり、テレビの借用方法をご案内。大部屋の場合は、他の人の迷惑にならない心配りもプラスして。

S K I L L　P O I N T

口腔ケアは効果的に

水を切るのがポイント

口腔は構造が複雑で、すみずみまできれいにするのは、なかなかたいへん。水を切ったブラシ（意識のない人では綿棒）で、ていねいに磨きます。ブラシに水をつけすぎると、誤嚥のもとに……。
奥歯や上顎の部分は、ブラシが届きにくく、傷つけやすいので、綿棒で清拭。
虫歯や口腔内の皮膚の変化など、観察もあわせて行いたいもの。潰瘍を早期に発見したら、イソジンなど、消毒薬を入れた水で、頻回にうがいをします。

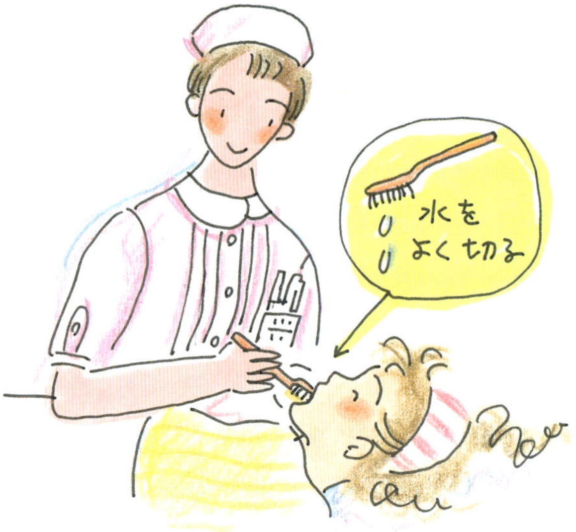

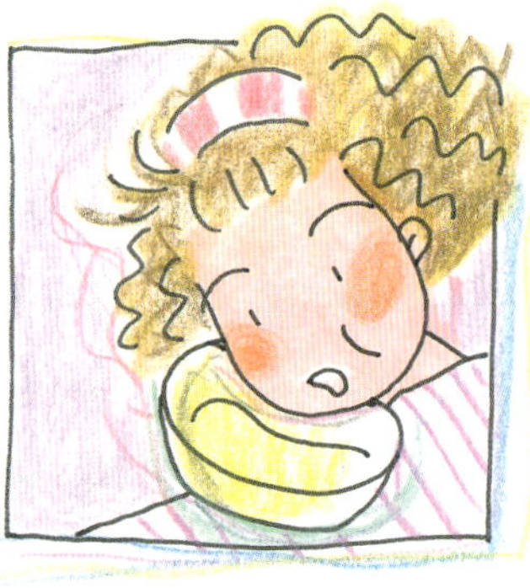

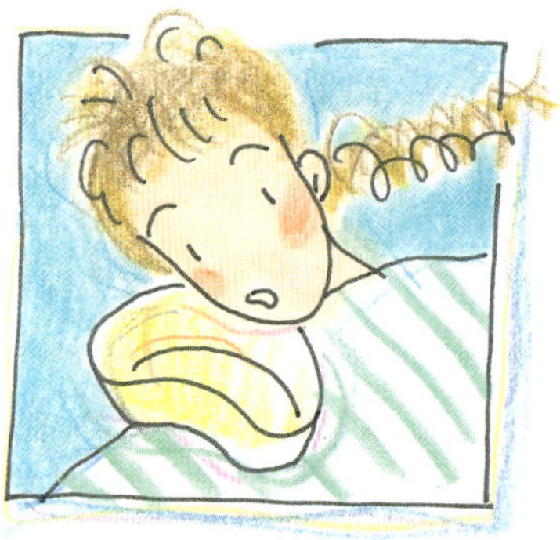

入れ歯は、貴重品

総義歯、はずせる部分義歯は、食後、必ず、はずして洗浄します。やわらかい歯ブラシやガーゼで汚れをとり、流水でていねいに洗い流します。落として破損しないよう、専用のボールに水を入れて行います。
はずしておく時は、水を入れた、ふたつきの容器に保管。乾燥させると、変形してしまいます。
義歯は、時間と費用をかけて作った大切なもの。取り扱いは、慎重に。

膿盆やうがいのコップ——やせた人には凸面・太った人には凹面で

膿盆やうがいのコップは、やせた人には凸面を、太った人には凹面を皮膚に当てます。接触面が密着していないと、水もれのもと。口から水を出す時に、
「力を入れずに、流すようにしてくださいね」
と、ひと言そえると、枕の下まで水でぬらすような失敗もなくなります。

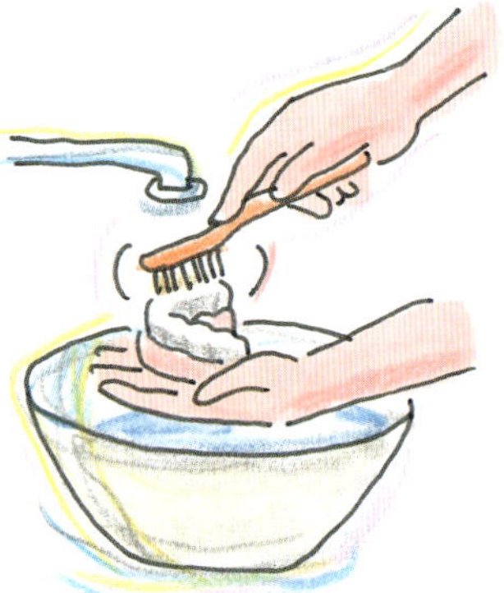

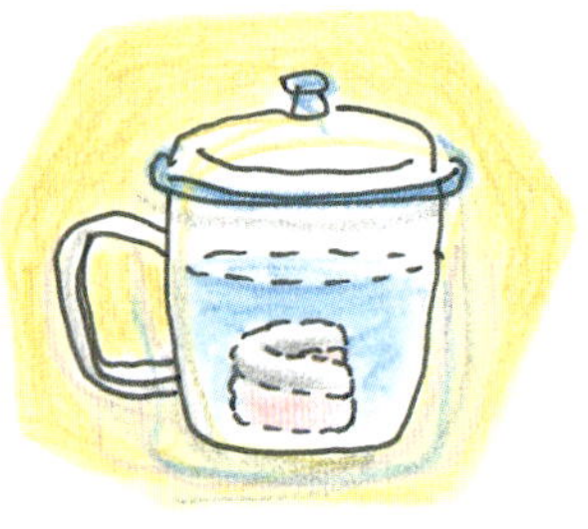

意識のない人には、水を切った綿棒で手早く

口腔には、唾液や食べカスがたまり、細菌繁殖の絶好の場所。特に、意識のない人は、嚥下運動も低下している場合が多く、ナースの口腔清拭が不可欠。
開口反射が鈍っていたり、無意識に口を閉じてしまう場合は、ナースも、患者も危険です。開口器や舌圧子を用いるか、ひとりのナースが口を開け、他のナースが清拭をします。
水を切った綿棒（太めに巻いたもの）を数本、用意し、手早く交換しながら、すみずみまでふくのがコツです。

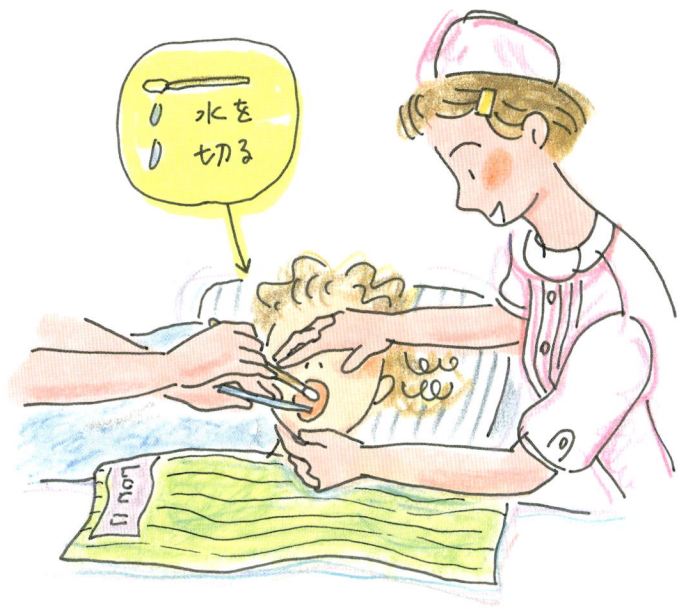

汚物の処理に便利・ペーパーバッグ

①新聞紙、または包装紙を半分に折る。 ②上半分を3つに折る。 ③図のように折り、両端を裏側で重ねる。 ④汚物を入れる。 ⑤ふたをして、袋ごと捨てる。

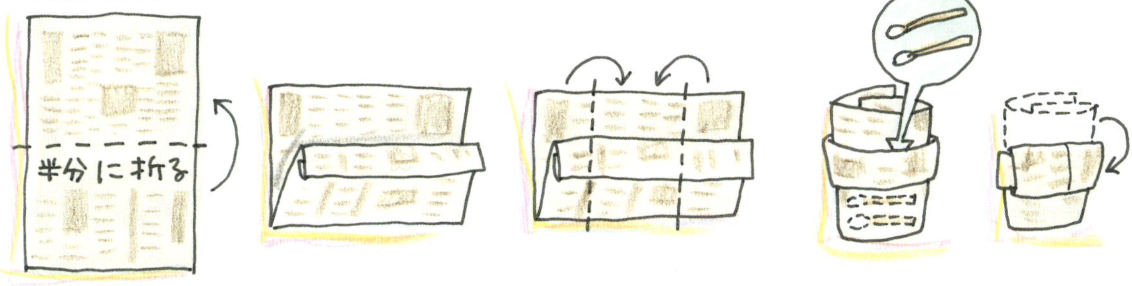

口臭や出血傾向がある場合は

●患者さんの口臭が強い場合は
葉緑素入りの水歯磨きで磨いたり、口腔洗浄剤（酸化剤）を使って、うがいをします。洗浄剤と空気を7〜8分目、口にふくみ、うがいをすると効果的。
また、強力な口臭用スプレーなども効果があります。

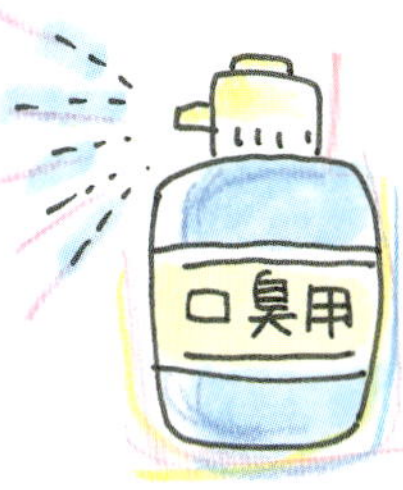

●口腔に出血傾向のある患者さんには
冷水で、頻回にうがいを。冷水には、血管の収縮作用があります。
うがいができない時は、うがい水をつけた巻綿子・綿棒で清拭をします。
凝血や分泌物の多い場合は、うがい水を口腔に流し込み、吸引を。吸引管を出血部に当てないよう、注意して行います。

S K I L L P O I N T

寝衣やリネン・心地よくスタート！

気持ちのよい寝衣交換のポイント

快適な寝衣交換は、まず、カーテンやスクリーンを忘れずに閉め、プライバシーを守ることから、はじまります。
手際のよさに気をとられ、患者さんを乱暴に扱うことがないよう注意することも大切。そで口を通す時、ナースが送り手・迎え手をすると着替えがスムーズになります。
寝ている患者さんには、寝衣のしわや異物のゴロゴロが気になるもの。しわや異物はないか、ゴムやひもがきつすぎたり、よじれていないか、確かめることを忘れずに。

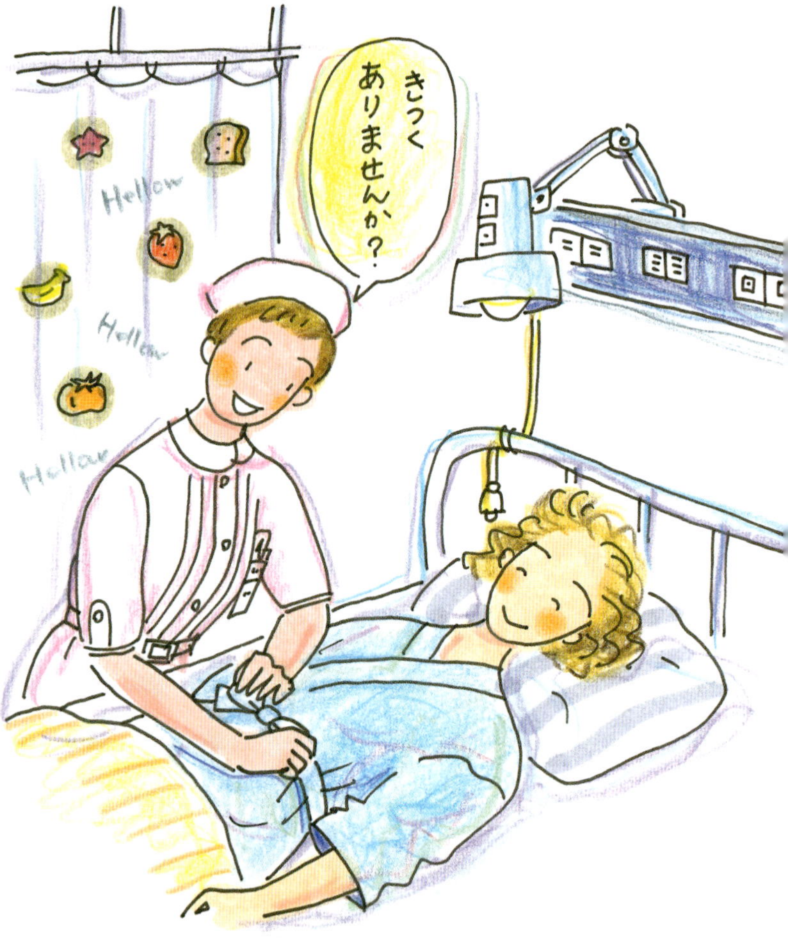

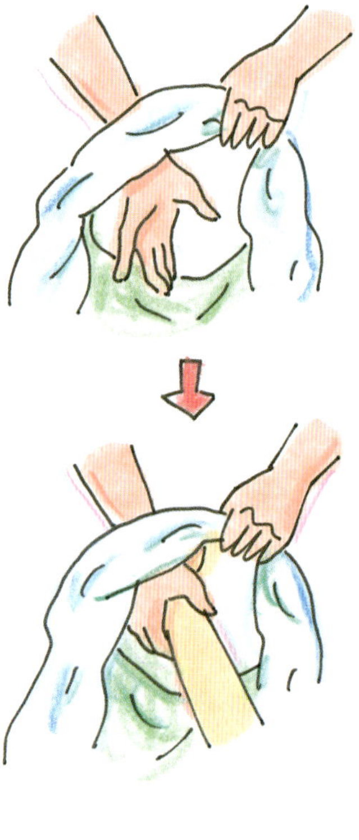

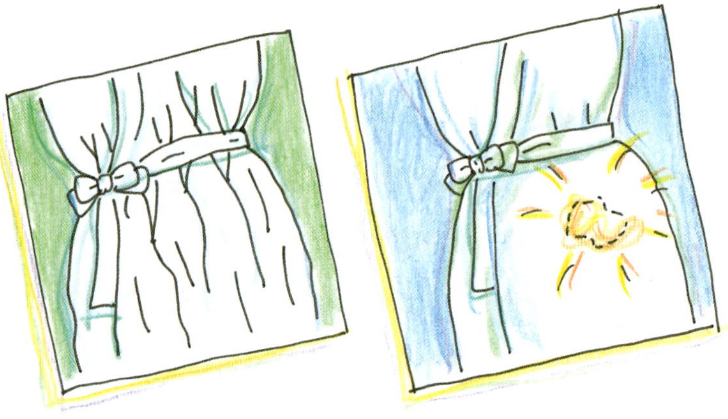

点滴中、チューブ挿入中の人の寝衣交換

点滴やドレーンは、逆流を防ぐため、コッフェルなどを用いて、体に近い部分で、一時、止めます。
ハルンバッグが入っている場合は、寝衣交換を行う側と反対側につけかえると、チューブがからまず、安全。
〝脱健着患〟の原則を守って、健側から脱がせ、患側から着せます。麻痺・疼痛・ギプスや装具・チューブのある時は、必ず、この原則を守ります。点滴ボトルは、脱ぐ時には最後に、着る時には最初に、そでをくぐらせます。

①

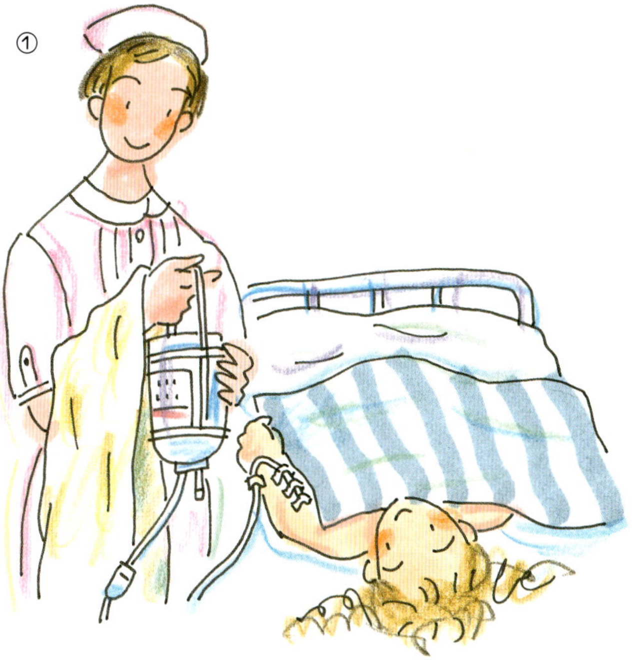

②

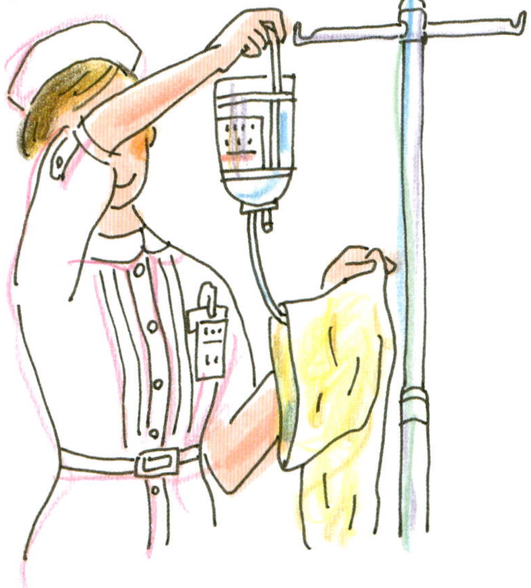

③

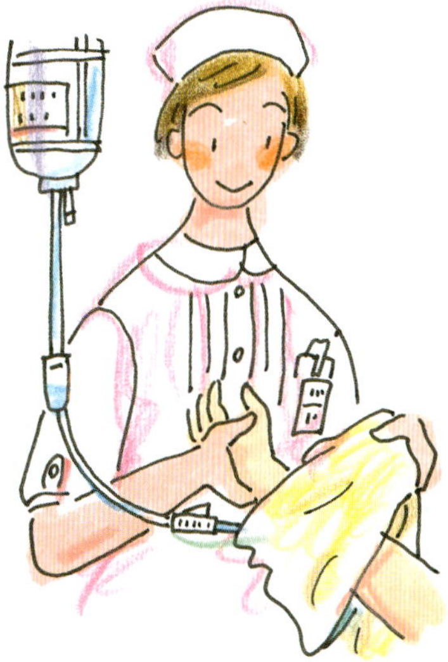

マジックテープで、寝衣交換ラクラク

寝衣のそでをほどいて、マジックテープをつけると、寝衣交換が簡単で、安全に！
患者さんがより安楽で、快適な寝衣——
あなたも工夫してみませんか？

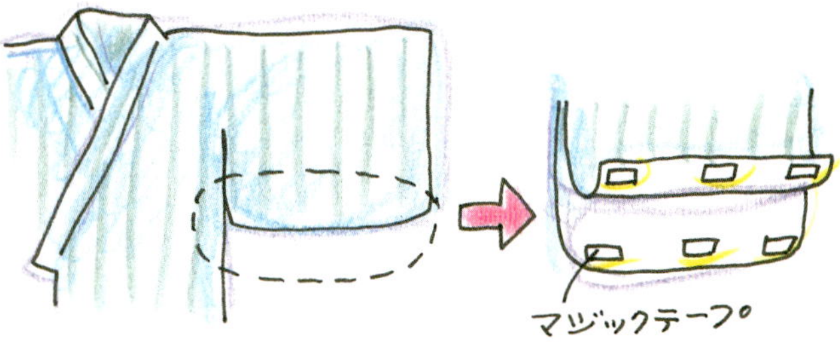

PART[2]

排泄を心地よく

Caring for Urination and Defecation

患者さんの
“心の負担”
いつも、忘れずに

ためらってからのナースコール。すぐにナースが現れ、温めたベッドパンがそっと、差し込まれる。ケアの後の、感じのよいひと言。気持ちのよい排泄ケアが、“気がね”を“信頼”にかえていきます。

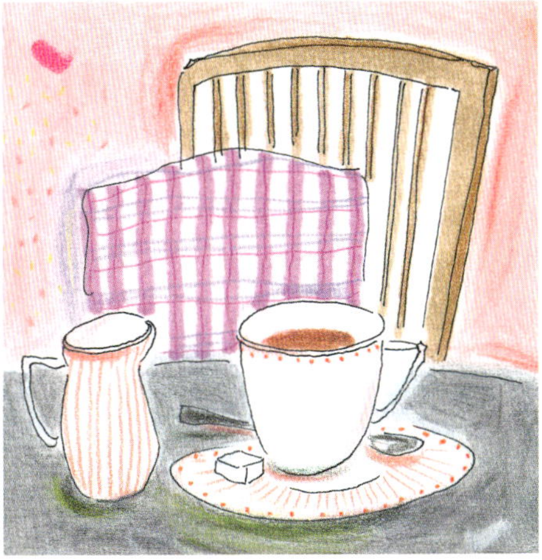

Checking points
チェック・ポイント

- ●自分でできない人は、排泄を伝える方法を知っていますか。頼むと、すぐに介助を受けていますか
- ●他の人の目にふれないで、気がねなく、安心して排泄ができていますか
- ●患者さんは、排泄しやすい体位や方法で介助を受けていますか
- ●排泄後の洗浄・清拭は行われていますか
- ●排泄物は、ただちに片づけられていますか
- ●下痢や頻尿の人も、ためらわずにケアを受けていますか

ためらった末のコール——温かく受けとめたい

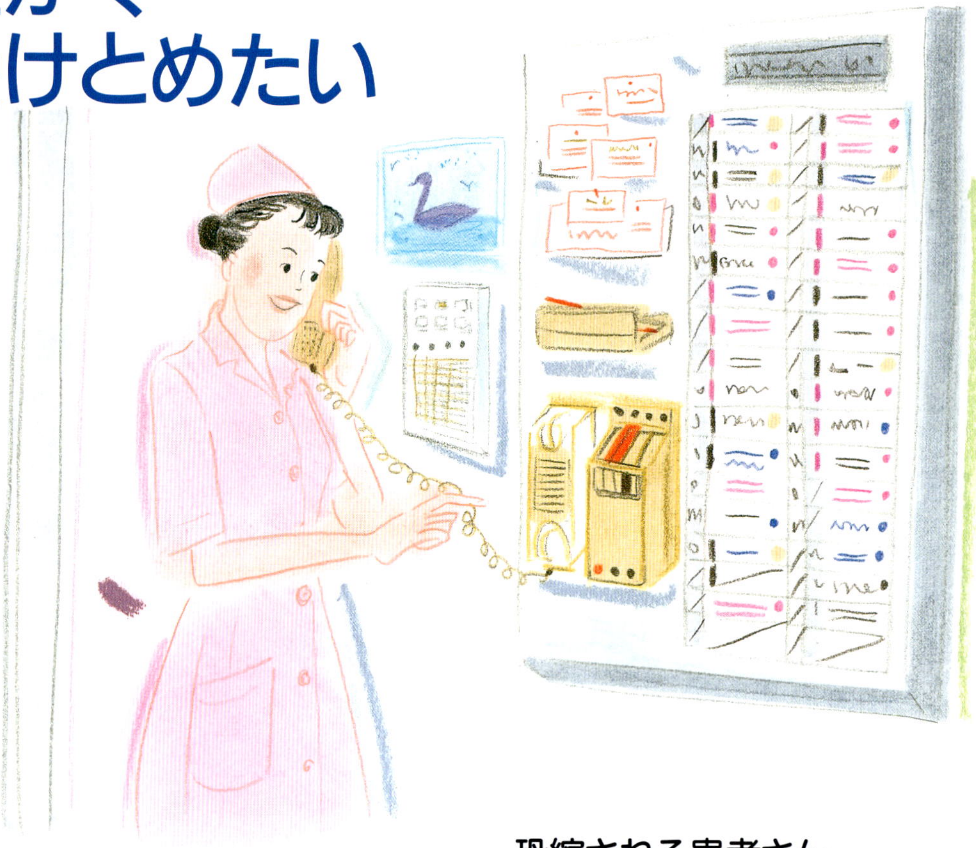

排泄のケアに〝慣れて〟いませんか？

看護学生のころ、おそるおそる、気づかいながら行っていた排泄のケア。回を重ねるうちに、〝あたりまえ〟になり、〝慣れて〟しまっていませんか？
ナースにとってはあたりまえのケアでも、排泄の介助を受ける患者さんは、心の負担を感じています。
「自分が情けない、恥ずかしい」
「やっかいをかけて悪い」
いつも、患者さんの気持ちを感じながら、ケアをしたい……。

恐縮される患者さん——気持ちをやわらげる言葉を

「山田さん、お小水ですか？」
「はい、すみません、お願いします。すみません……」
山田さんは、排泄の介助をナースに頼むたびに、盛んに恐縮されます。ゆったりした気分で介助を受けていただくためにも、ナースへの遠慮をとっていただくためにも、気持ちをやわらげる言葉を。
「お待たせして、ごめんなさい。いつでも声をかけてくださいね」
「お気づかいは、いらないんですよ。私も病気になれば、看護師にしてもらうんですから」
など。

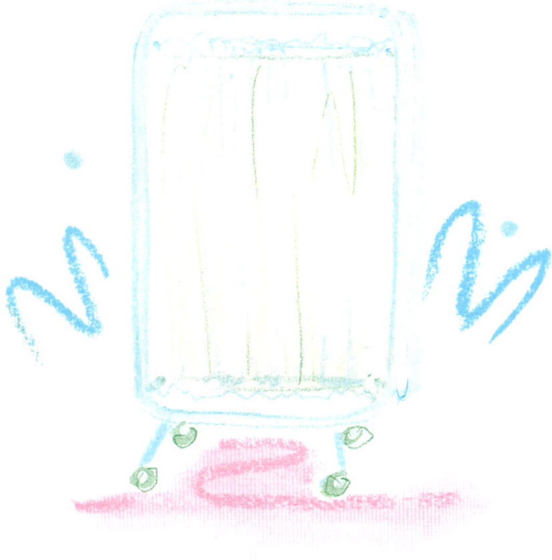

「ちょっと待って」
待つ身の患者には1分が1時間

72歳の加藤さんは、やっかいをかけて申しわけないと、尿意をギリギリまでがまんしてナースコール。

「ちょっと待って！」

返答があったきり、１分、２分。待ち時間は、10倍にも、20倍にも長く感じられ、そそうしては……と気が気ではありません。

排泄の訴えには、ただちにケアを！　とくに老人は、尿意をがまんできません。

やむをえず待たせた時は、

「お待たせして、すみません」

と必ず、ひと言。

いつも忙しいそぶり――
尿意をがまんしている人がいます！

テキパキと処置中のAナース。患者さんのもの言いたげな視線に気づいていません……。いつも忙しそうなナースのそぶりに、介助を頼みそびれ、尿意をがまんしている患者さんがいます。

ベッドサイドでは、いつもゆったりとした態度でいることはもちろんですが、点滴中の人、頻尿傾向の人には、ナースのほうから声をかけて。

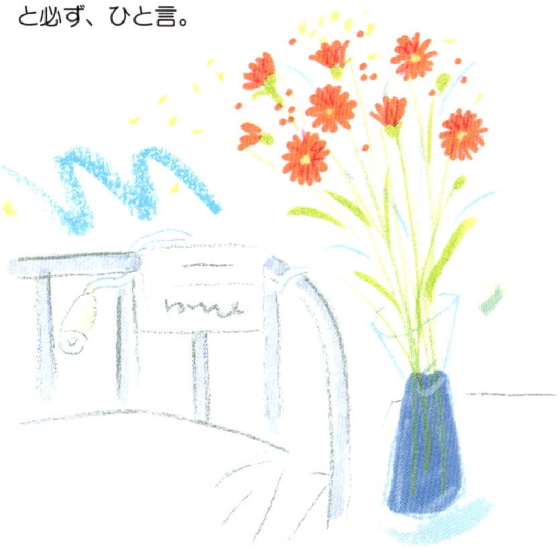

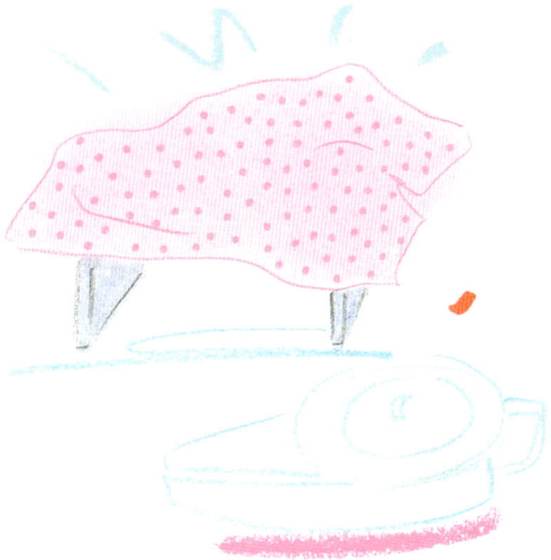

「大丈夫ですよ」
失敗の不安やあせりをやわらげて

「ベッドの上で、寝たままで、うまくできるのかしら」

「ナースを待たせちゃ悪い。早くすませなきゃ」

はじめてベッド上で排泄を行う人は、失敗の不安と、ナースを待たせることに〝あせり〟を感じがち。

「大丈夫、うまくいきますよ」

「ゆっくりなさって、終わったら声をかけてくださいね」

など、心配をやわらげる言葉を。

S K I L L P O I N T

排泄のケア、心地よく

排泄のケアは、ただちに!

心地よい排泄介助は、ただちにケアすることから。待つ身には、少しの時間も長く、苦痛です。
また、大部屋では、インターホンに向かって便意・尿意を言いづらいもの。「どうしました？」ではなく、すぐに駆けつけて、訴えを聞きます。
ケアの際は、必ず、スクリーンをきっちり閉めます。大便の場合は、寒くないよう配慮しながら、あらかじめ窓を開けておく心づかいも必要。

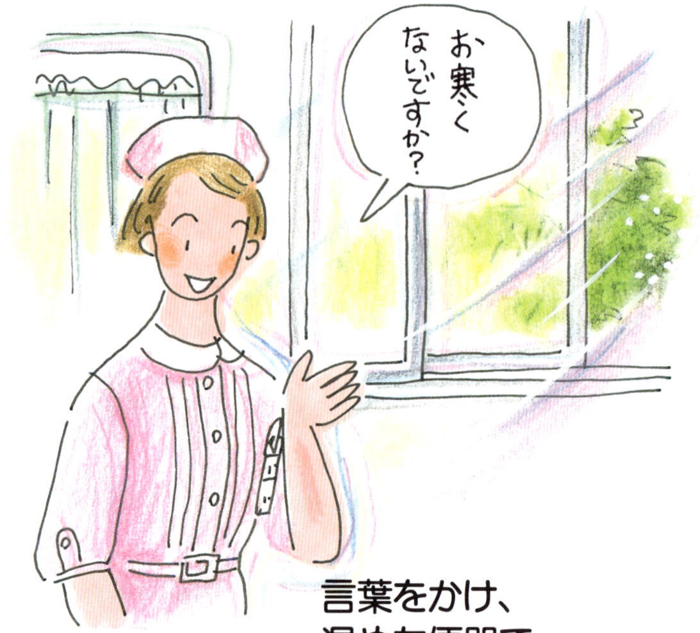

言葉をかけ、温めた便器で

いきなり、かけ物がはがされ、ヒヤリとした便器が押し込まれる……。介助を受けた患者さんは、心まで冷え冷え。情けない気分を味わっています。
「かけ物をとって、よろしいですか？」
「便器を入れますよ」
必ず、言葉をかけ、温めた便器・尿器をさしあげたいもの。

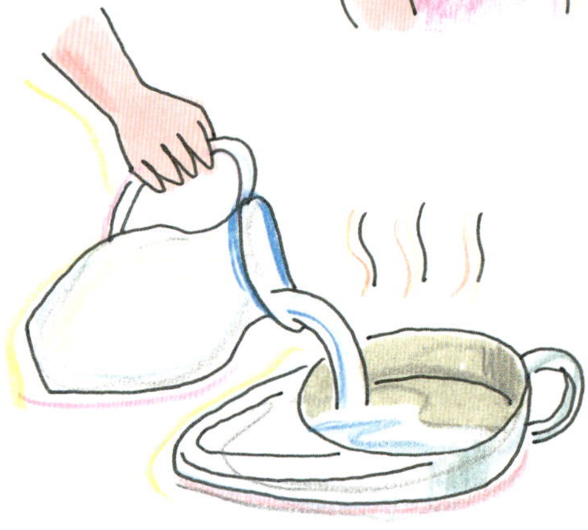

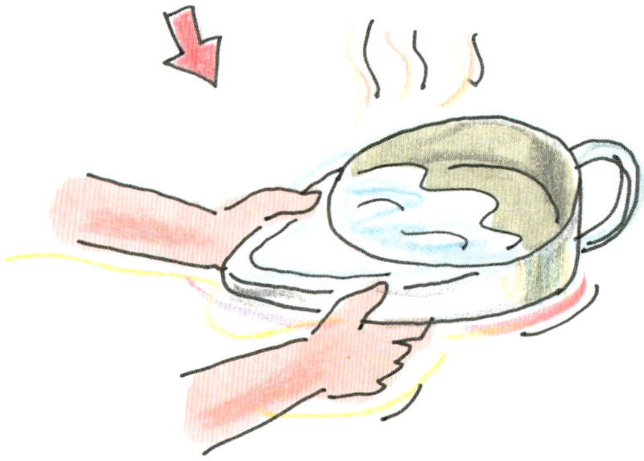

便器・尿器の温め方

便器や尿器には、使い捨てのカバーやナイロン製のカバーを用いることが多いようですが、不経済だったり、消毒が不備であったり……。便器・尿器は、蒸気の消毒器でまず、温めて、水をくぐらせて冷ますか、熱湯を入れて温めると、消毒効果もあり、快適です。

排泄しやすい体位

患者さんに、両膝を開いて立て、足底をベッドにぴったりとつけて、踏みしめる姿勢をとっていただきます。下腹部に力が入りやすい体位です。
便器を挿入したら、上半身をわずかに起こすと、いっそう、いきみやすくなります。両足が固定できない時は、両膝の下に小枕を入れてみます。

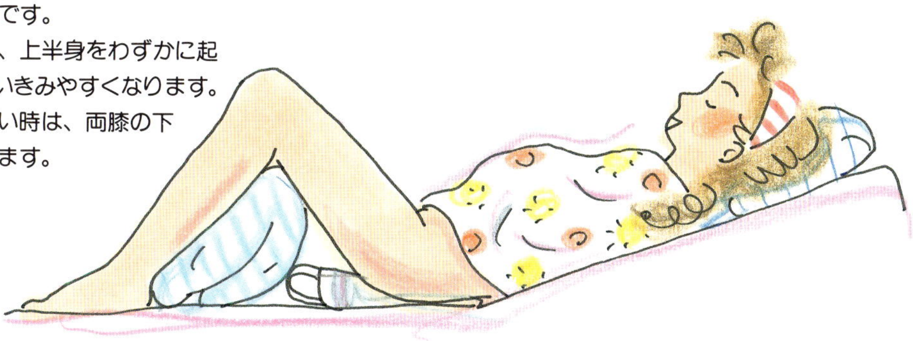

失敗しない便器の当て方

便器を当てる時、もっとも大切なのが、深さ。尿や便が背中にまわらないよう、臀部の割れ目の上まで入れて、密着させます。

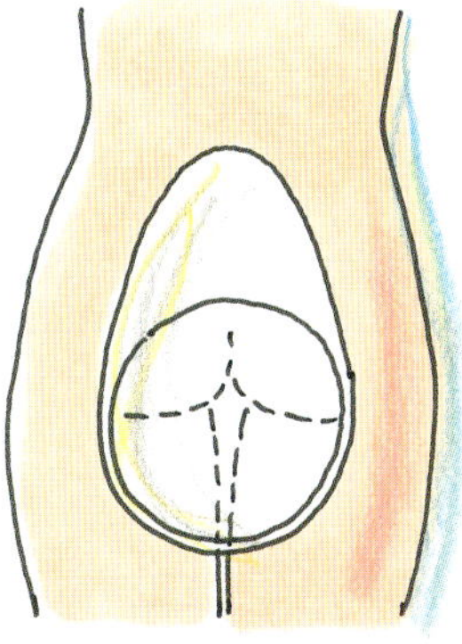

下半身の露出は禁物！

たとえ、スクリーンがきっちり閉まっていても、下半身が露出しているのは、恥ずかしく、寒い思いもします。布やバスタオルで、必ず、下半身を覆います。

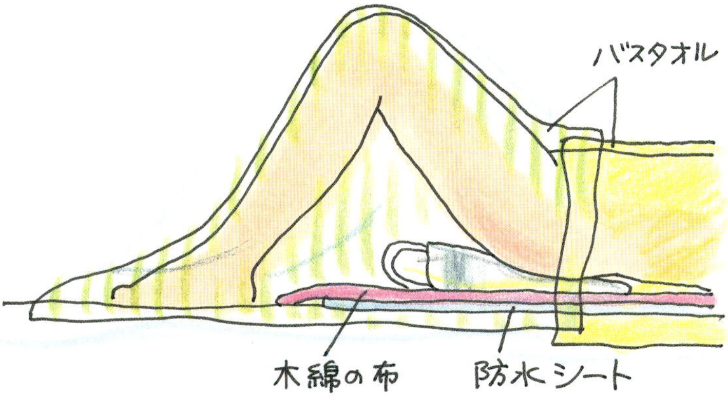

女性患者の場合

女性患者に便器を当てる場合は、ちり紙を細長く折り、股間にはさんで、指で押さえてもらいます。ちり紙に尿が当たり、飛び散るのを防いでくれます。この時、ちり紙の先が便器についていると、尿が逆流するので注意が必要。
便器の中にもちり紙をしいておくと、排泄音をやわらげることができます。

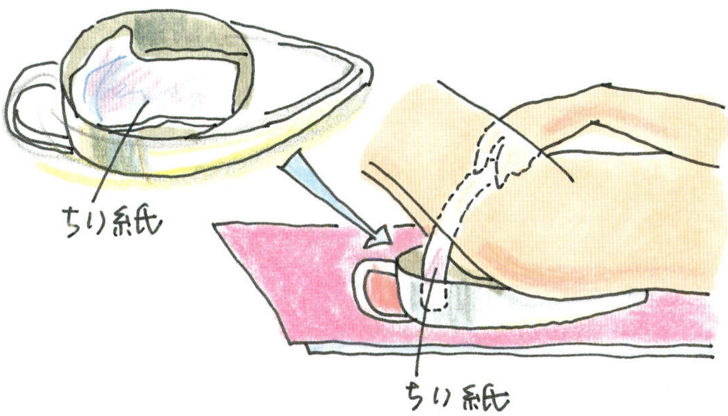

SKILL POINT

ほんの少しの工夫で、スムーズに

腰を上げにくい人に、便器を挿入する工夫

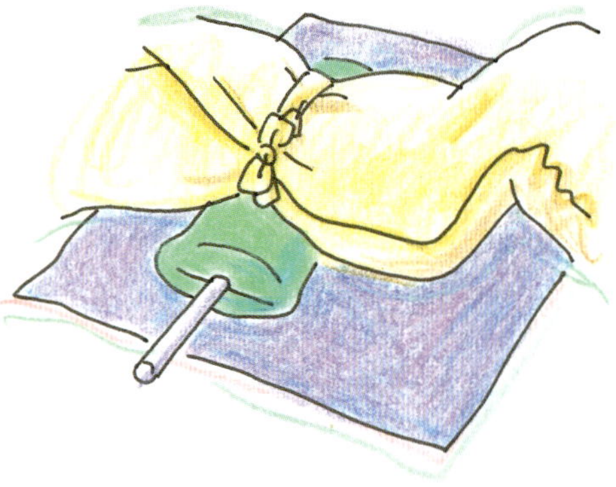

患者さんの骨盤から腰部の下に、リフパッドや小枕を入れ、臀部を浮かせると、便器が挿入しやすくなります。

幅広の布を患者さんの腰部から臀部にかけて入れ、端を軽く結んで、片方の腕にかけます。布ごと腰を持ち上げ、もう片方の手で便器を挿入します。

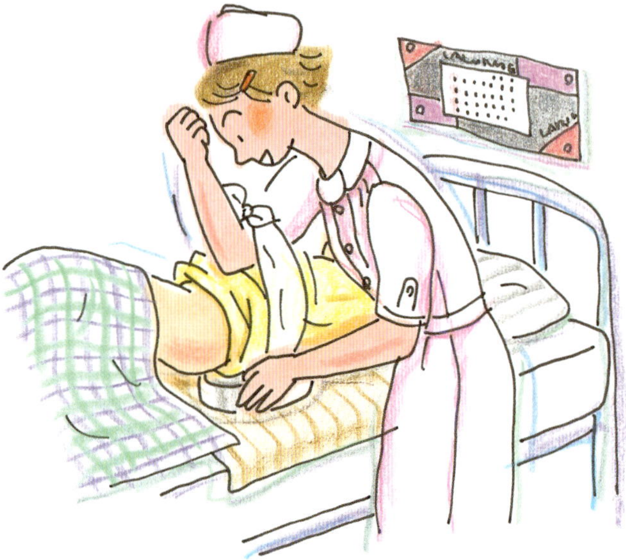

患者さんに、自力で柵などをつかんでもらい、介助して側臥位にします。片方の手で患者さんの体を支え、もう一方の手で、便器を当てます。そのまま、ゆっくりと仰臥位に戻します。

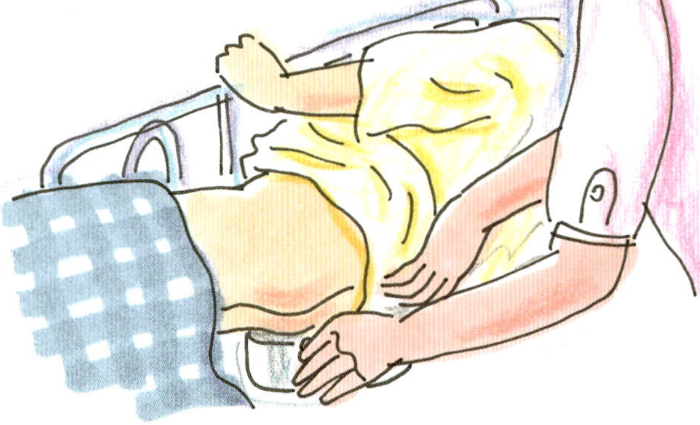

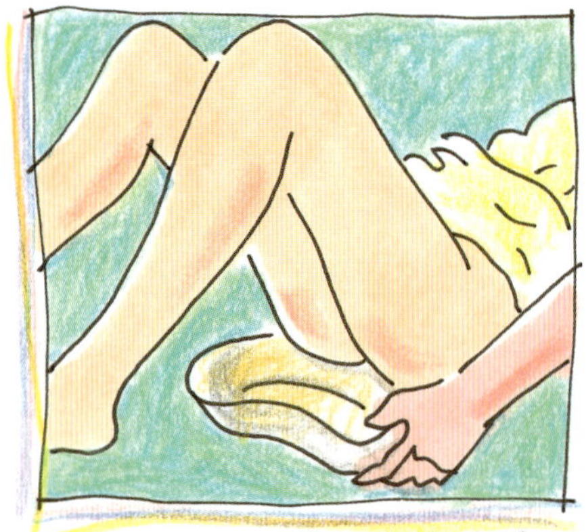

どうしても臀部を上げることができず、側臥位にもなれない患者さんには、大膿盆を便器がわりに使うことも、ひとつのアイディア。膝を立てて、大膿盆を肛門に当てがいます。

下半身にギプスをつけた人には

体幹から下肢にかけて、ギプスをつけている患者さんの場合、肛門とギプスが近く、排便時にギプスが汚染しやすいもの。ビニールの一端をギプスと体の間に、もう一端を便器に入れて、便を誘導し、汚染を防ぎます。
便器は、和式の差し込み式が便利。ギプスが重いため、プラスチックより、ホーロー製のほうが安心です。

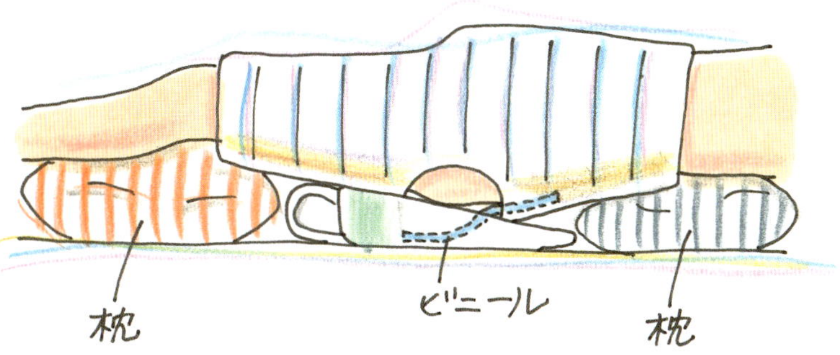

排便しにくい時のあの手、この手

温めたタオルを腹部に当て、温湿布。ビニールで覆い、冷めたら、取りかえます。

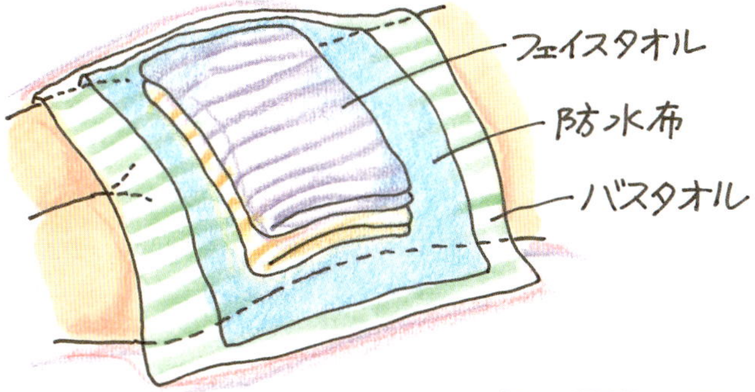

メンタ油（または液）を数滴たらした温水でタオルをしぼり、腹部に当てます。冷めかかったら取りかえ、数回、繰り返します。

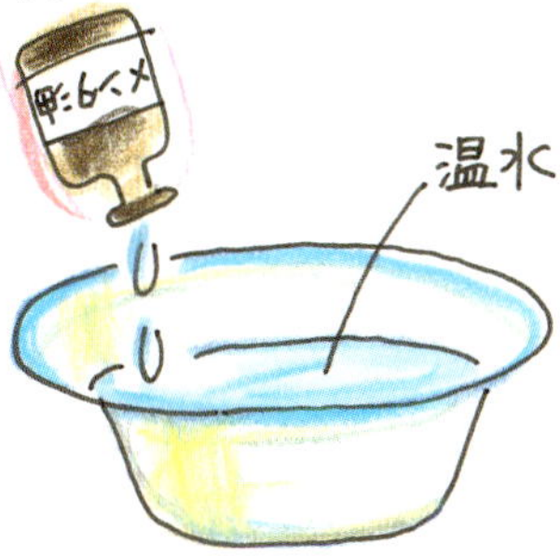

腹部を温め、さらにマッサージをすると効果的。腸の走行にそって、臍のまわりに大きく〝の〟の字をかきます。

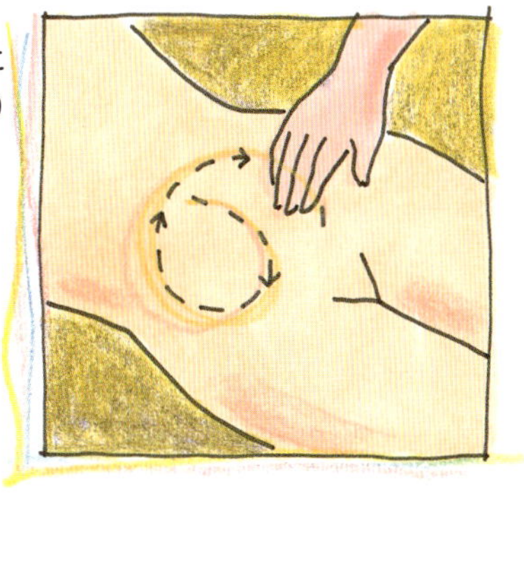

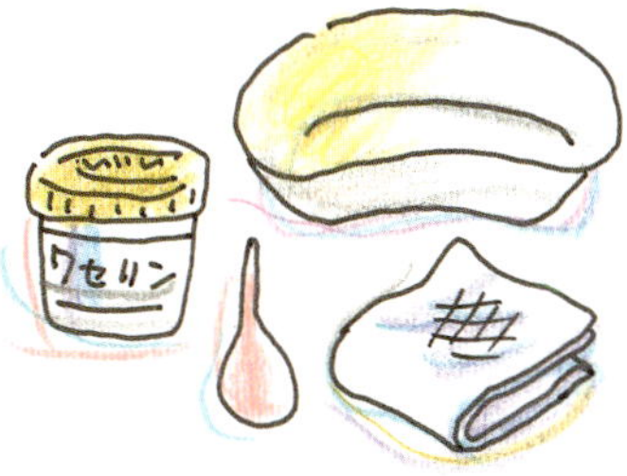

まず、いちぢく浣腸を試みてから、量の多いグリセリン浣腸へ。量は、少しずつ、多くしてみます。肛門をちょっと刺激しただけで、効果のある人も。

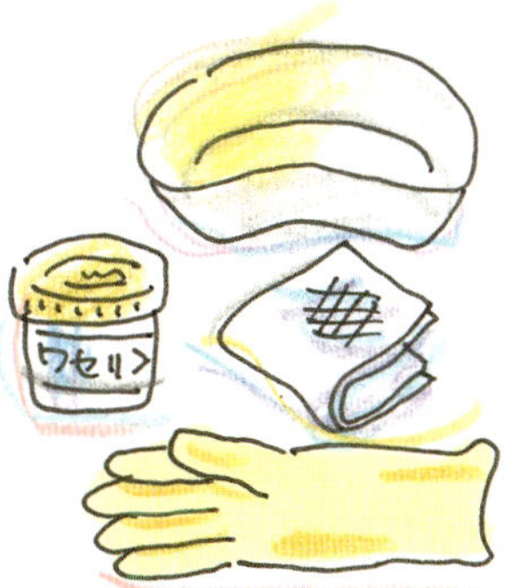

便秘のひどい場合は、浣腸と摘便を併用します。摘便で便のルートを作ると、自力で出せる人もいます。

S K I L L　P O I N T

おむつ生活、快適のポイント

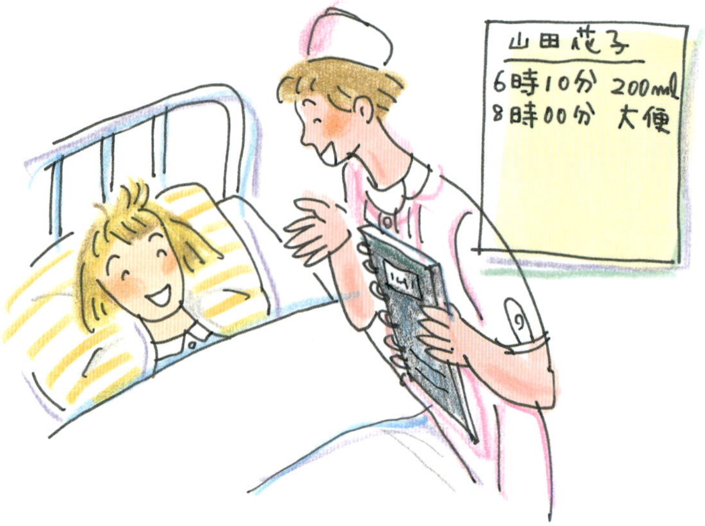

おむつは、ぬれている時間を最小限に

おむつをしている患者さんには、ぬれたまま放置されていることがないよう、気を配りたいもの。気持ちが悪いだけでなく、スキン・トラブルのもとになります。

おむつカバーも汚れています！

おむつカバーの内部は、蒸れやすく、適当な温度・湿度であるため、細菌が繁殖しやすくなっています。洗濯せずに使うと、おむつかぶれや皮膚の細菌感染の原因に……。
洗ったカバーを何枚か用意できない場合は、紙おむつに頼ることになります。

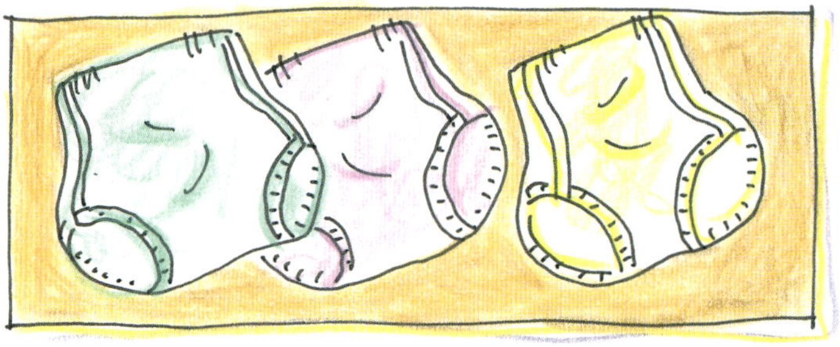

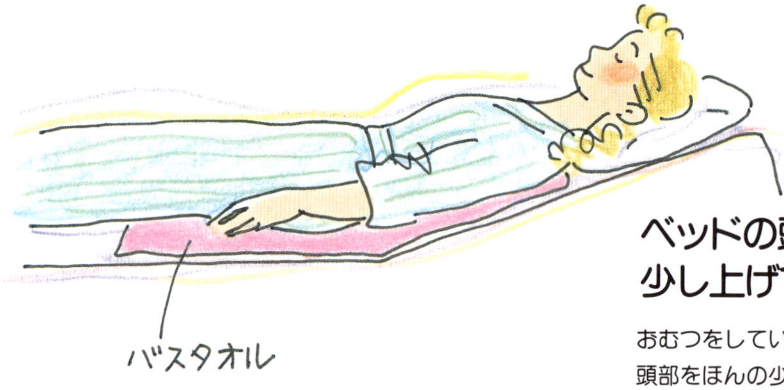

ベッドの頭部を少し上げて、尿もれ防止

おむつをしている患者さんのベッドは、頭部をほんの少し挙上しておきます。尿が背にまわり、寝衣も、シーツもビショビショといった状態を予防できます。

おむつかぶれに、パウダーは逆効果

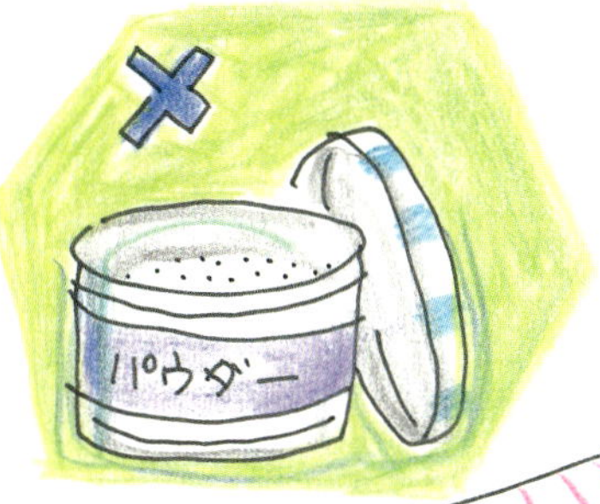

おむつ交換時、ぬれタオルやウェットティッシュで清拭をしたら、乾いたタオルで、完全に水分をふきとることが大切。よく乾かすことが、おむつかぶれ防止の一番のポイントです。
パウダーは、かえって、おむつかぶれの原因になることがあります。

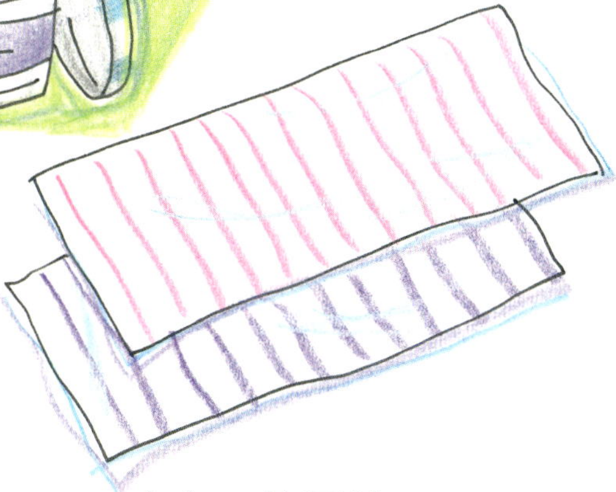

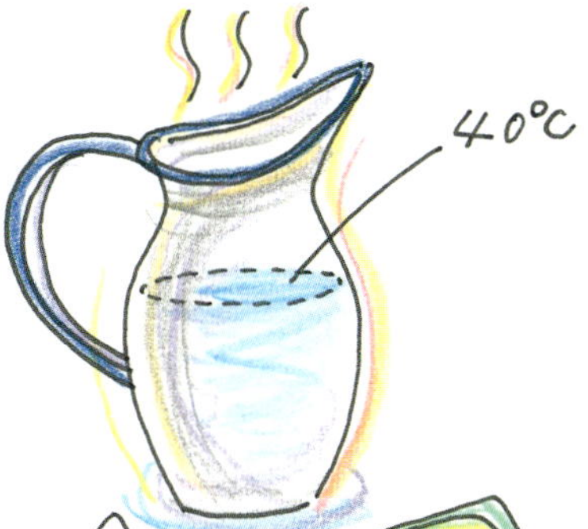

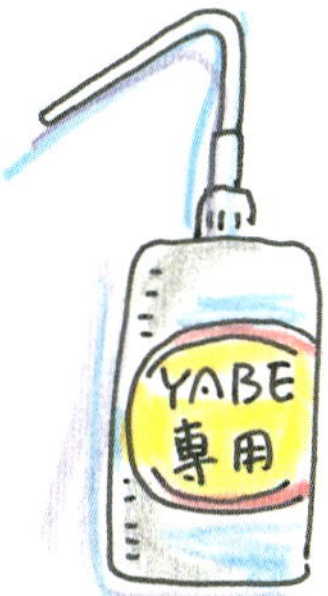

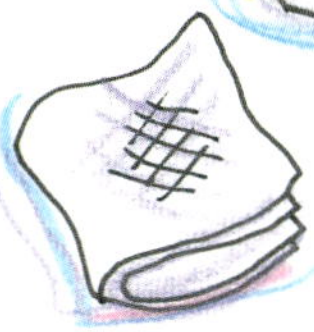

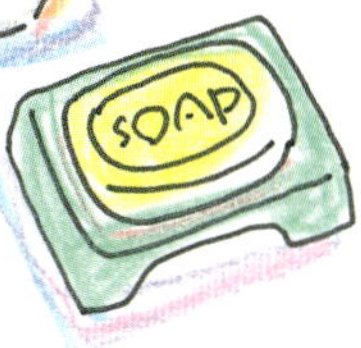

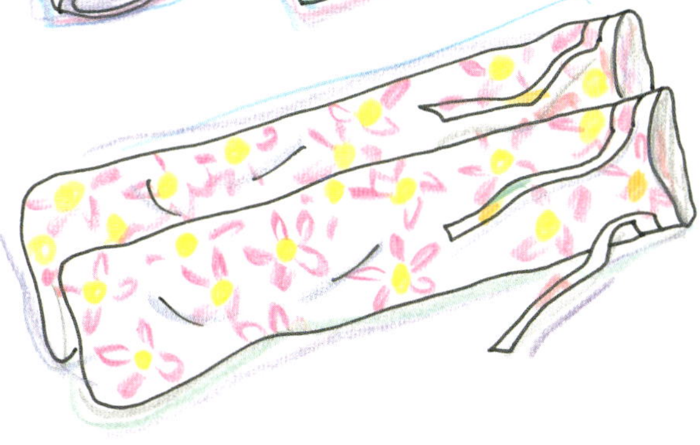

おむつ使用時、1日1回は陰部洗浄を

陰部は、分泌物や排泄物の付着で、不潔になりやすいところ。特におむつ使用時は、1日1回、陰部の洗浄が必要です。
患者さん、ひとりひとりに専用のスポイトを用意して、ガーゼに石けんをつけて洗い、湯で流します。（P.37参照）
女性は、大陰唇と小陰唇の間に尿や膣からの分泌物がたまりやすいので、広げてよく洗います。男性は、陰嚢と陰茎の間、陰嚢の裏側も洗うのがポイント。

"おむつ"いろいろ、長所・短所

		簡便さ	経済性	肌ざわり	吸湿性	もれ・むれ
紙おむつ		○	×	○	○	もれにくいが、むれやすい
生理用パッド	大	○	△	○	○	もれやすい
	小	○	△	○	○	もれやすい
布おむつ		×	○	ぬれていない時のみ　○	○	もれやすく、むれやすい

SKILL POINT

排泄後、心をほぐす、こんなケア

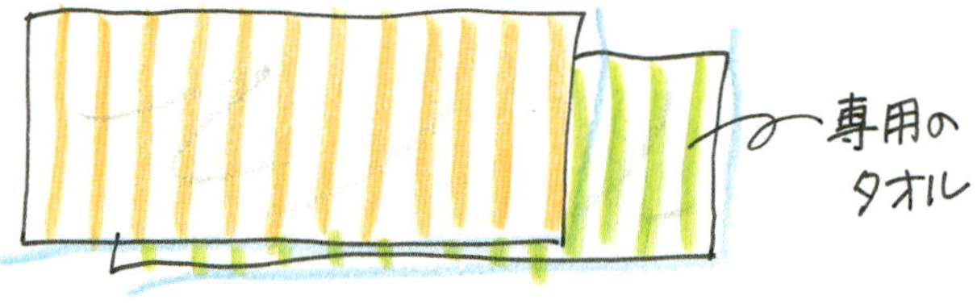
専用のタオル

そのつど、お湯でふくと喜ばれます

「排泄の後、お湯でふいてくれるのが、本当にうれしかった」
退院時、Sさんがもらした言葉です。
心に負担のかかる床上排泄の後、温かい清拭は、患者さんの気持ちまで温めます。患者さん専用のタオルを用意するか、不用の布を小さく切って、使い捨てにします。

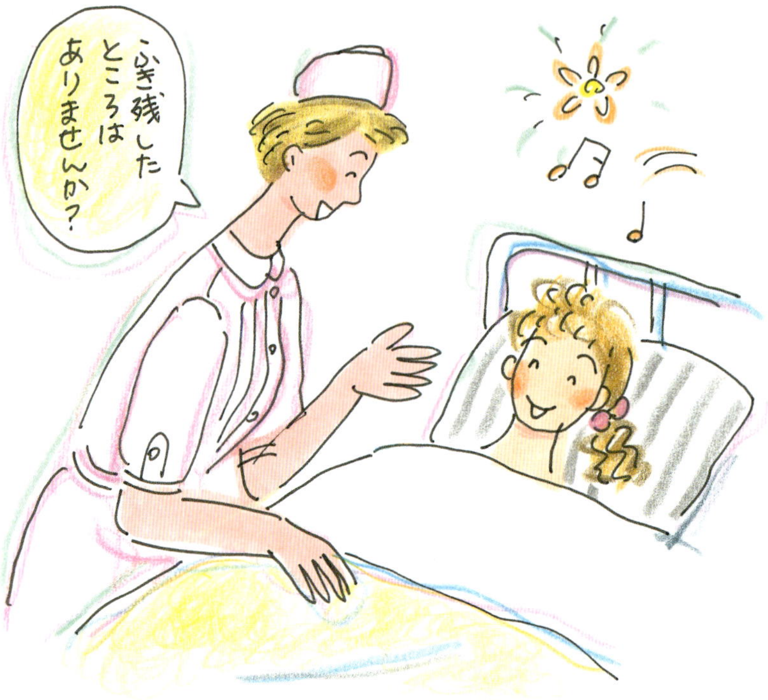
ふき残したところはありませんか?

必ず、ふき残した感じがないか、尋ねて

ふき残した感じがないか尋ねるのも、忘れてはいけない大切な心づかい。気になっても、患者さんからは、言い出しにくいですね。

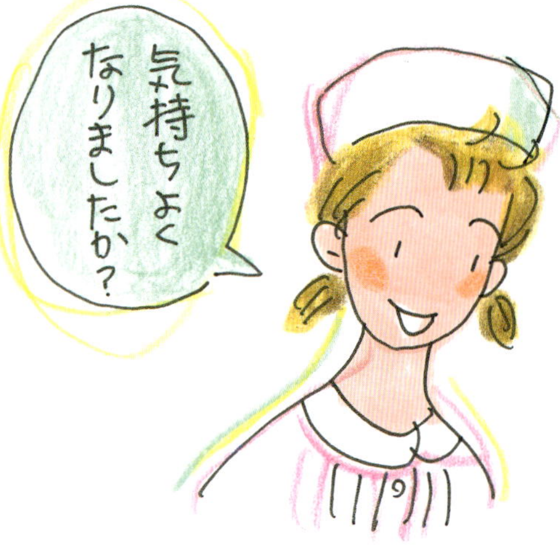
気持ちよくなりましたか?

ケアの後はニコッとひと言

「下の世話なんかさせて、看護婦さんは気を悪くしているんじゃ…… 」
テキパキと去っていくAナースに、患者さんは不安な面持ち……。
「気持ちよくなりましたか。また、いつでも呼んでくださいね」
ケアの後は、ニコッとひと言。よけいな勘ぐりを取り除きます。

手洗い・おしぼり、お忘れなく！

たとえ、介助を受けての排泄でも、手洗い・おしぼりは省かずに。日常の生活習慣でもあり、患者さんの気分まで、さっぱりとします。

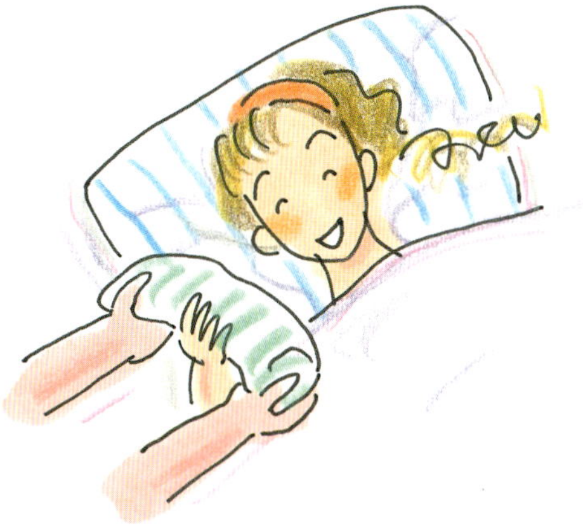

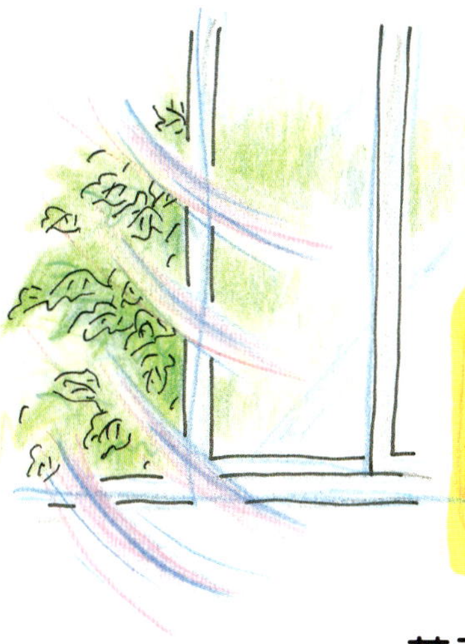

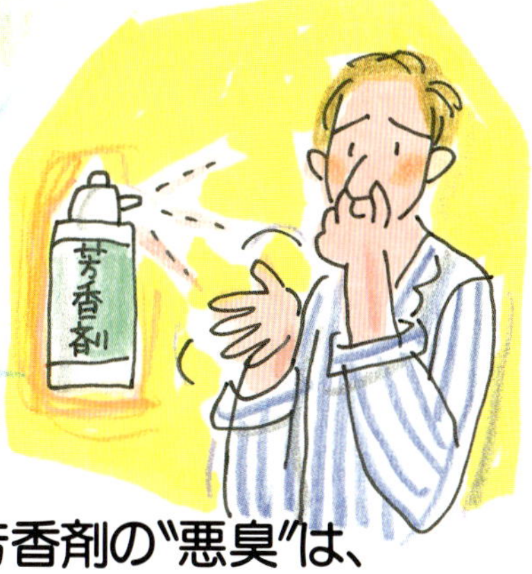

芳香剤の"悪臭"は、見逃しがち

排泄介助の後は、窓を開けて換気をし、部屋に匂いが残らないようにします。
芳香剤での消臭は、強い香りがたちこめ、かえって不快な場合があるので、ご注意を！

便器は、すみやかにふたをして処理を！

時間がたつと、便器から悪臭がしたり、観察したい内容物が、変色したり、形が変わったりしてしまいます。便器は、すぐに片づけ、観察のポイントも逃さずに！

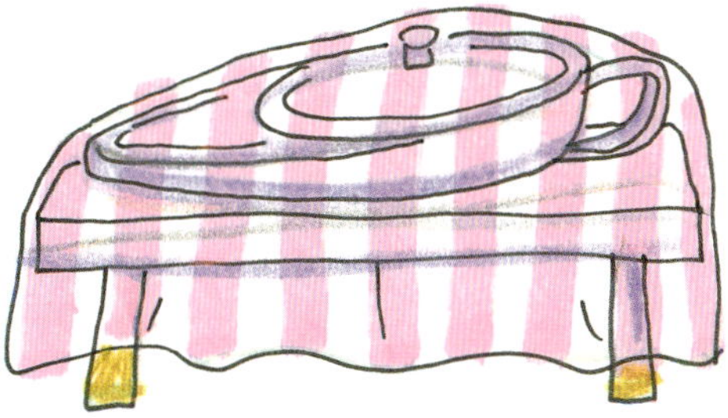

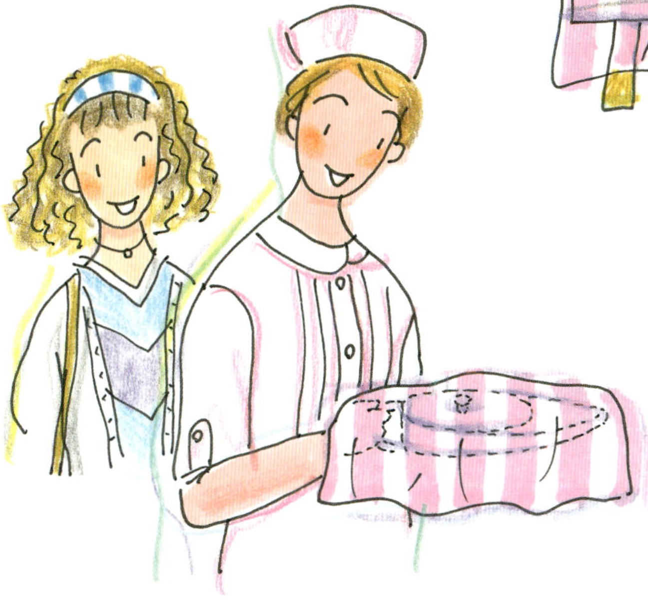

便器・尿器が堂々と！患者は赤面……。

便器・尿器が堂々と人目にふれては、患者さんは恥ずかしい思いをします。特に、ガラスびんやビニール袋は中身が見え、思わず赤面……。カバーで覆う心づかいが、必要です。
便器や尿器に汚物が付着していても、カバーをして持ち歩けば、安全です。

ひとりひとりへのケアを工夫して

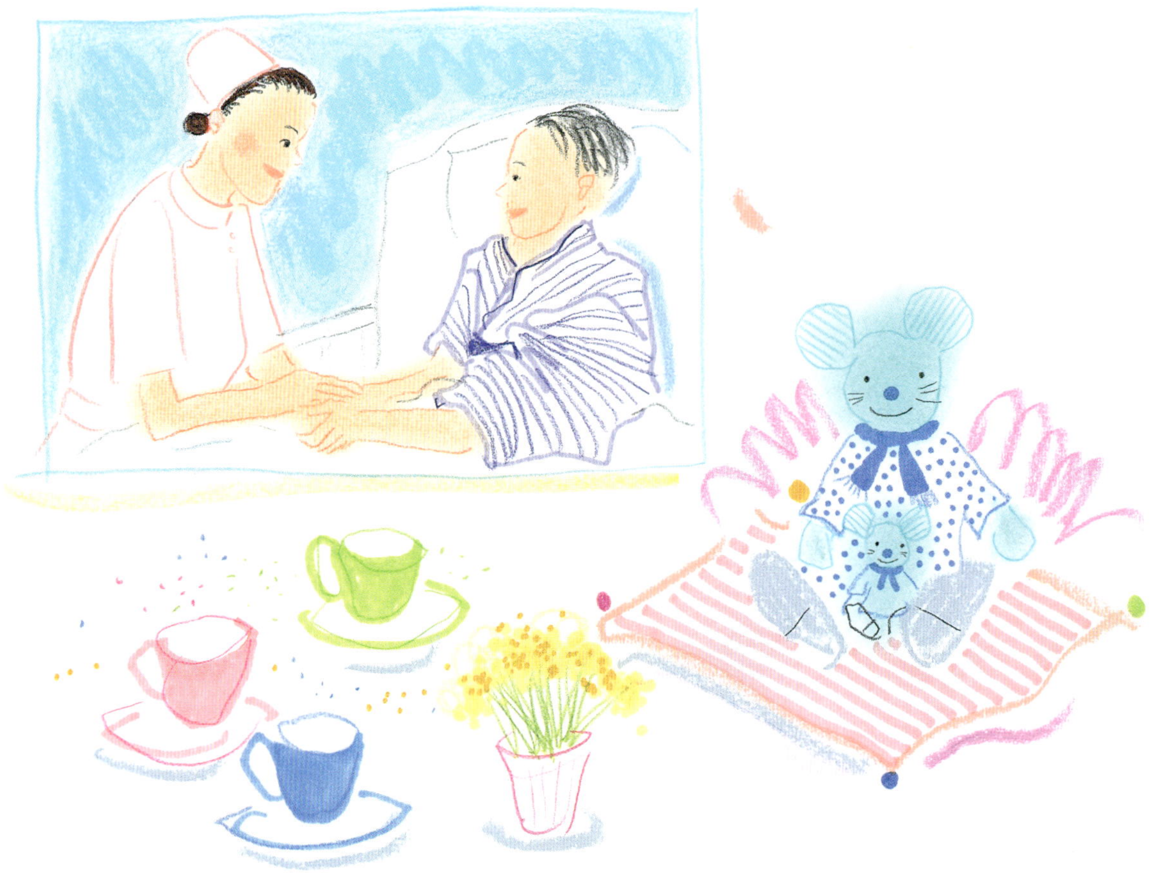

頻尿の患者——「またか」と思うと態度に出ます

頻尿ぎみの山口さんからナースコール。

「さっき介助したばかりなのに、またぁ」

ナースの思いは、どことなく態度や表情に表れて…。

「またか」と情けないのは患者さんも同じ。ナースの無言の非難から不安へ、不安からいっそう頻尿へという悪循環も…。

むしろ、患者さんの気がねを受けとめたいものです。

「ダメじゃないの!」そそうした患者の心を傷つけます

思わぬそそうをし、ぼう然とする中田さん。

「ダメじゃないの！」

ナースのひと言が、胸をつきます。

大人のそそうは自尊心を傷つけるたいへんなできごと。

「すぐに着替えをお持ちしますね」

相手の気持ちになった親身な対応が、患者さんの心を軽くします。

おむつやカテーテルは、患者さんの同意を得てから

失禁がたび重なると有無を言わせず、おむつ！？　留置カテーテル！？

排泄の自立は、心の自立に重なる大切な問題。〝おむつや留置カテーテルをしている時は、回復意欲が持てない、老人ならボケが進む〟ともいわれます。

おむつや留置カテーテルの使用は、慎重にするのはもちろんのこと、患者さんと話し合い、必ず同意を得たいものです。

お通じの話題は、本人だけに小声で

「山田さん、よかったですね!!　お通じつきましたね!!」

ナースの喜びあふれる大声に、山田さんはモジモジ……。

いっしょに喜ぶ姿勢は、患者さんにとってうれしいもの。ただし、お通じのことは、本人だけに小声で！

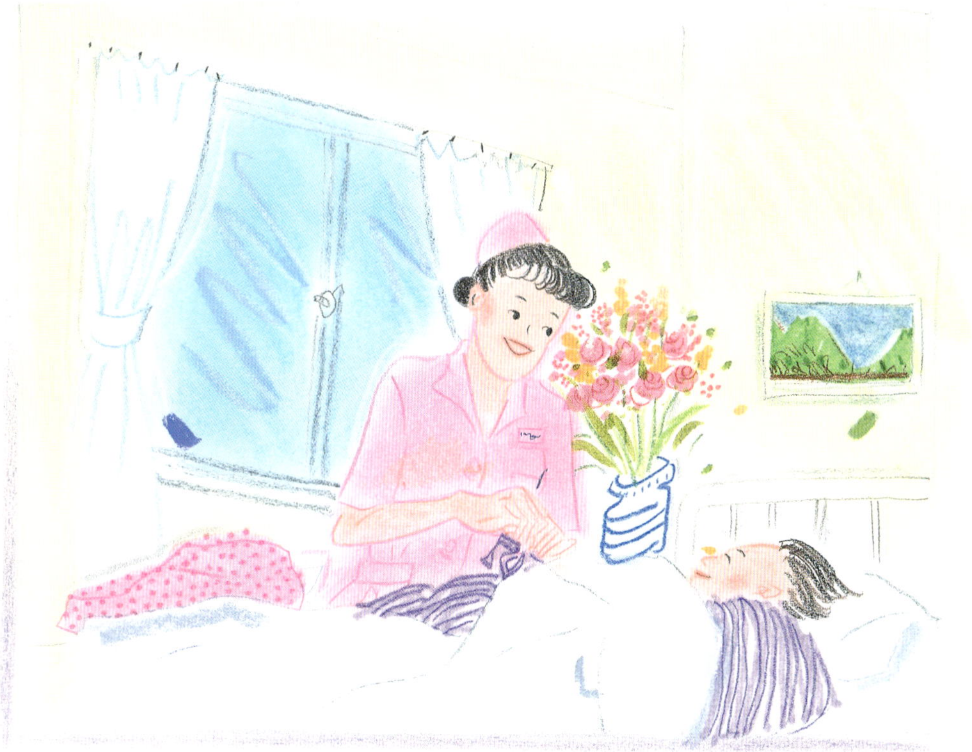

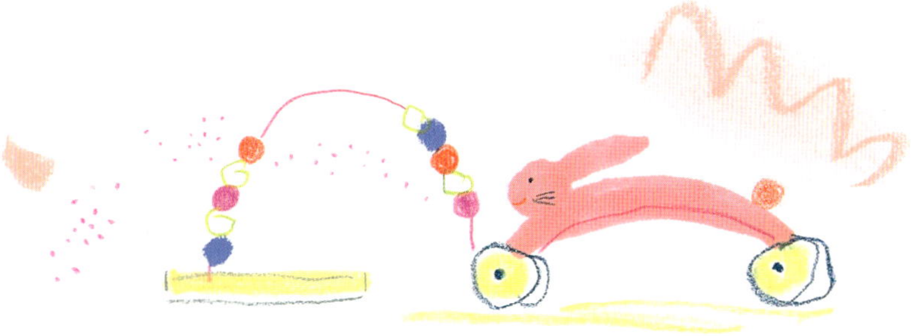

PART[3]

清潔に身だしなみよく

Caring for Cleanliness

気持ちのよい清拭が、ナースへの信頼感を深めます

タオルで温まった肌に、ナースの手が、テキパキと気持ちよく動く。おだやかな言葉かけ。ポイントをおさえた技術と心づかいが、患者さんの身も心も、すっきりと、爽快にします。

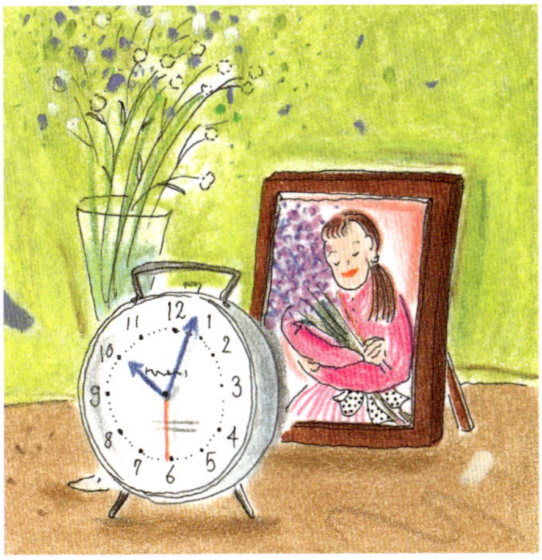

Checking points

チェック・ポイント

- ●患者さんは、清拭に同意していますか
- ●室温が適切で、スクリーンはきっちりしまっていますか
- ●タオルの温度・しぼりぐあいは適当ですか
- ●患者さんの体が、必要以上に露出していませんか
- ●石けん分・水分は十分ふきとられていますか
- ●背中は、なるべく高温の湯でふかれていますか
- ●褥瘡のできやすいところに、マッサージが行われていますか
- ●手浴・足浴は行われていますか

さあ、清拭。患者の身になって心づかいからスタート！

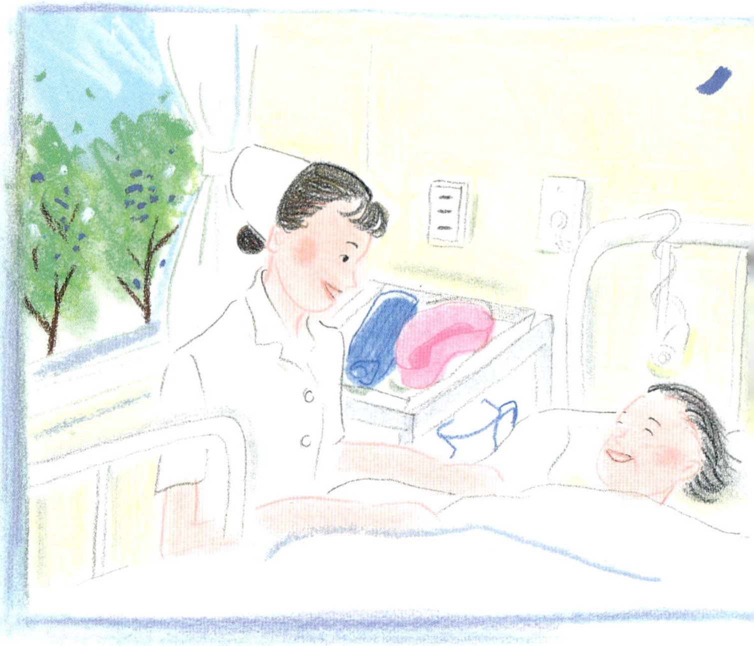

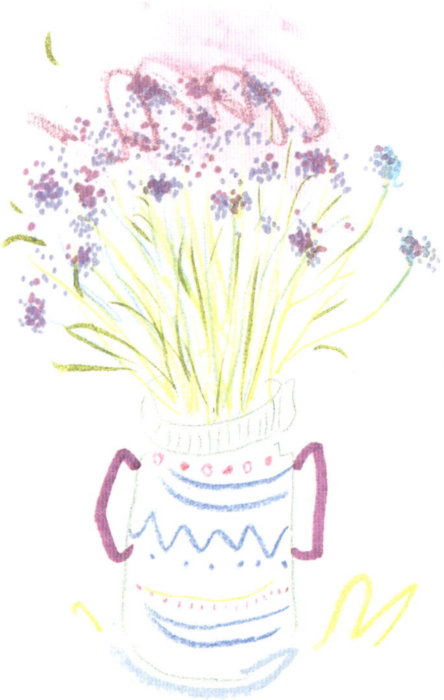

「お体、ふきましょうか？」——同意を得てから

患者さんが喜ぶケアだからといって、
「清拭よ！」
と、一方的にはじめるのは、患者さんを無視した態度。
「お体、ふきましょうか？」
必ず、同意を得てからはじめます。

排泄の有無を確かめていますか？

清拭中、尿意を催した佐藤さんは、手際のよいナースに言い出しにくく、最後までがまんしてしまいました。気持ちのよいはずの清拭が、〝がまんのひととき〟に。清拭前に排泄の有無を尋ねる心づかい、お忘れなく。

たとえ意識のない人でも、プライバシーは必ず守って

どんな人に清拭をする時でも、カーテンをきっちり閉め、体が他人の目にふれないようにするのは、大切なエチケット。意識のない人だから…、老人だから…、プライバシーに例外はありませんね。

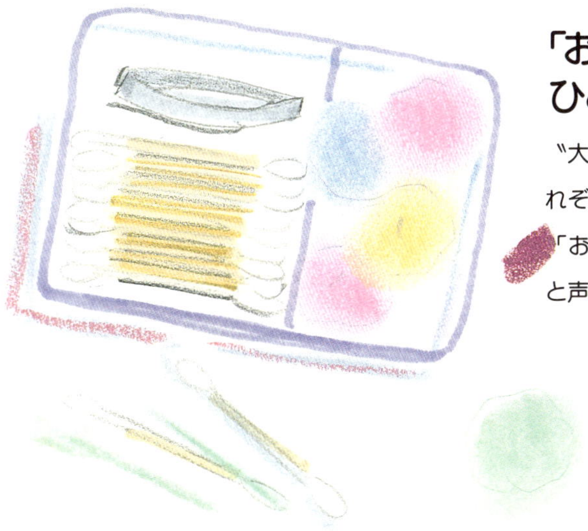

「お寒くないですか」と、ひと声かけて

〝大丈夫だろう〟とは思っても、寒さの感じ方は人それぞれです。

「お寒くないですか」

と声をかけて、かけ物を調節するなど、心を配ります。

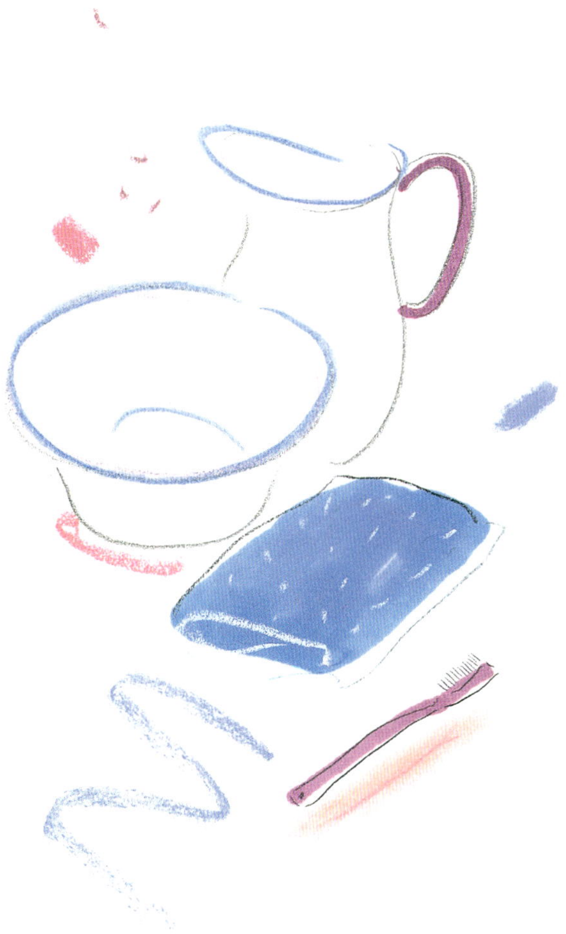

清拭中の言葉――容姿のこと、ウワサ話は禁物！

なごやかに語りかけながらの清拭は、患者さんにとって、楽しい時間。ただし、

「こんなところに、アザがありますね」

など、相手の容姿に関すること、プライバシーに踏み込んだ話題、院内のウワサ話は禁物。清拭中の気安さから、つい口をすべらせ、患者さんを傷つけたり、思わぬ騒動のもとになります。患者さんが話すウワサや批評には、同調せず、さりげなく聞き流して。

こだわりをすてた陰部清拭が、患者と心をつなぎます

陰部への清拭には、とくに若いナースは、こだわりを感じがち。恥ずかしいからと、サッとすませると、患者さんは、

「汚いところだから、ナースはイヤなんだな」

と感じます。プロとして、こだわりをすて、ていねいな清拭をすることから、

「人の嫌がることを、このナースは心をこめてやってくれる」

と、患者さんとの心のふれあいがはじまります。

SKILL POINT

タオル・テクニック

タオルを使いこなしたい

●ハンドタオル

顔や指など、細かい部分の清拭は、ハンドタオルを手に巻きつける方法が最適。指も動かして、目・鼻・口のまわりなど、微妙な部分をやさしくふきます。特に、くぼんだ部分をふく時、便利。

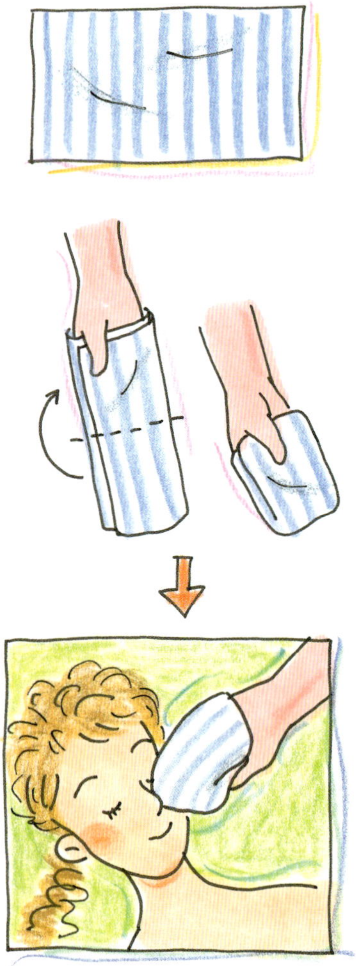

●フェイスタオル

体幹部や手足は、フェイスタオルを手によく握り込んで、リズミカルにふくと効果的。マッサージ効果も期待できます。

タオルの端がひらひらしていると、冷えて肌にあたり、気持ちが悪いので注意します。

体幹部をふくタオルは、厚めでないと、すぐに冷たくなったり、皮膚を傷つけたりします。

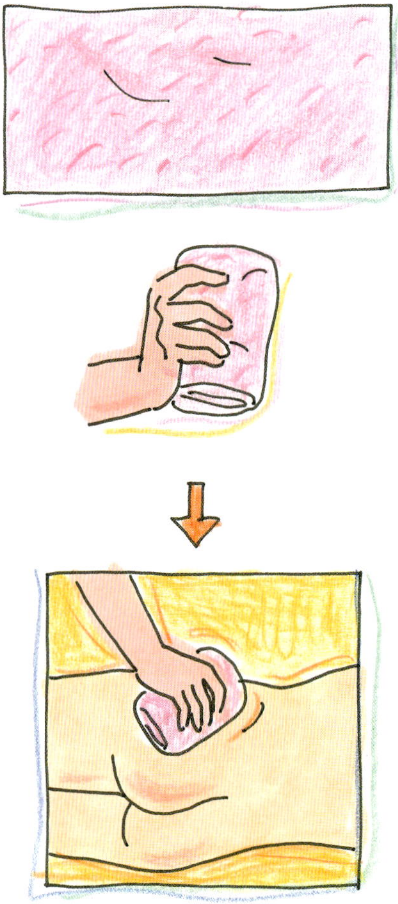

●チューブタオル

タオルをチューブに縫い、手をすっぽり入れて、ミトンのようにするのも、ひとつのアイディア。手早く、手に巻けて便利です。

タオルとしては清拭専用になり、他の用途に使えなくなるのが欠点。

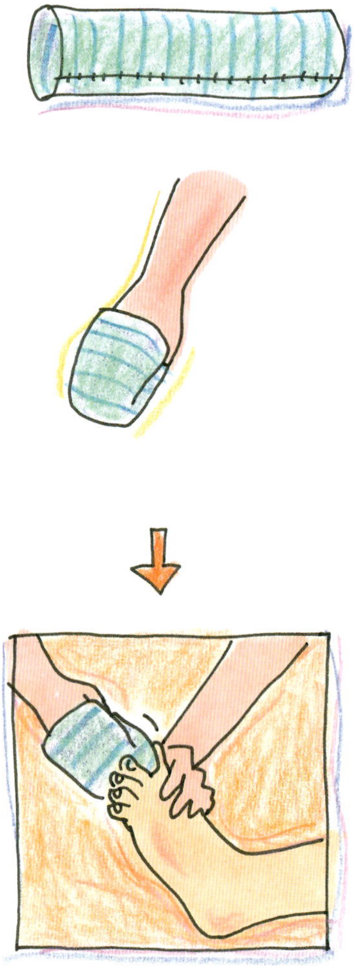

湯の温度は70℃、タオルの端を持って浸します

タオルを浸す湯の温度は、70℃程度。扇子折りにした、タオルの端を持って浸します。

70℃は、卵（たんぱく質）が凝固をはじめる温度。人間がやけどをする（皮膚たんぱくが凝固する）のも、この温度以上。タオルが冷めるのを考慮すると、ナースが扱え、しかも患者さんに冷たい思いをさせないための温度、ということになります。

タオルが熱すぎないよう注意して、患者さんの希望を聞いて皮膚に当てます。

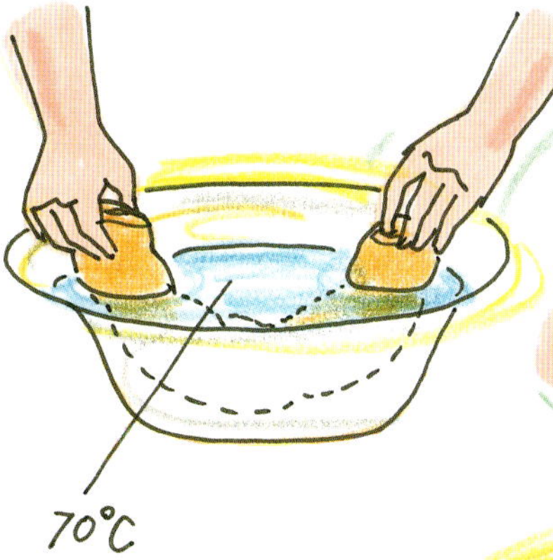

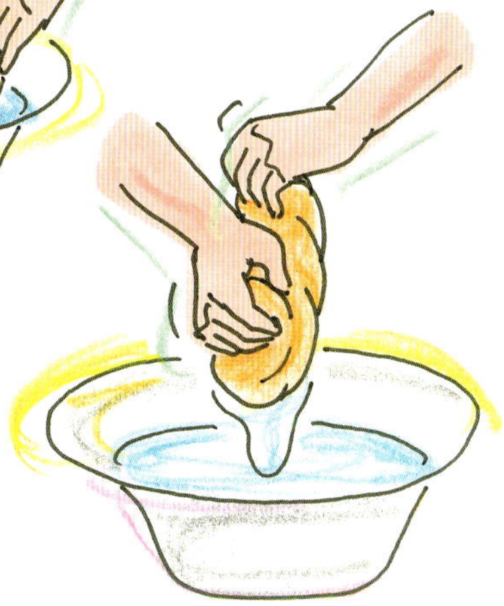

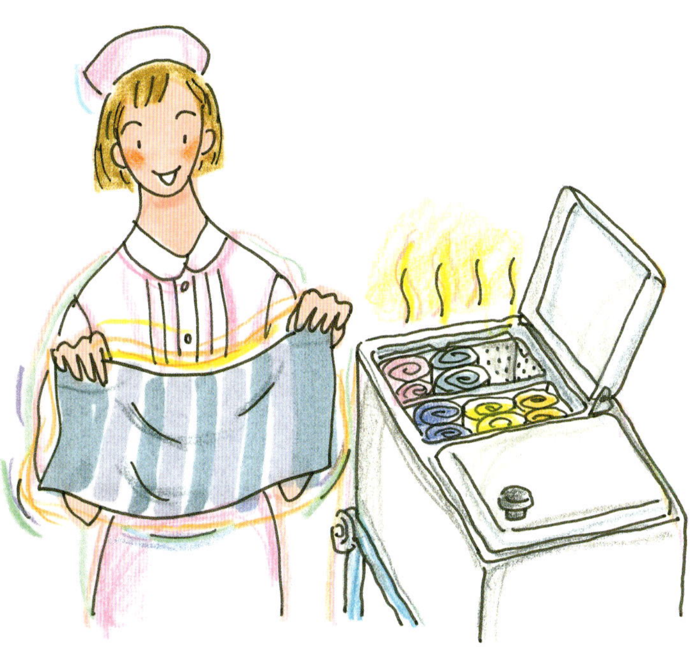

清拭車を活用して、手早く！

清拭に蒸しタオルを使う場合は、中まで十分に蒸れ、適当に水分のあるものを。本数を多く入れすぎると温まりにくく、少ないと水分の多すぎるタオルになります。

タオルを2～3回、空中で振って熱気をとり、患者さんの希望を聞いて、皮膚に当てます。短時間でタオルを温めるコツは、タオルを立てて入れること。タオルをお湯でしぼり、タンクにも湯を入れると、いっそう早く、温まります。

清拭車――後始末のポイント

清拭車は使用後、排水を十分に行い、タオルかごや内槽を乾燥させることが大切です。温水は、細菌の絶好の繁殖場所。使用時以外は、必ず、乾燥させておきます。

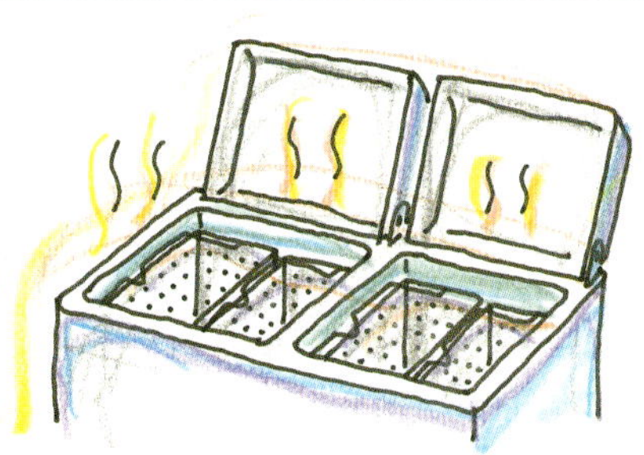

SKILL POINT

タオルで蒸して、入浴気分

熱布清拭で爽快！

熱いタオルで、体を蒸してから清拭をする熱布清拭は、患者さんがお風呂に入ったような気分になれる、爽快な清拭法。清拭効果が上がるだけでなく、温熱効果による腸蠕動の促進など、患者さんのいろいろな問題に応用できるといわれています。

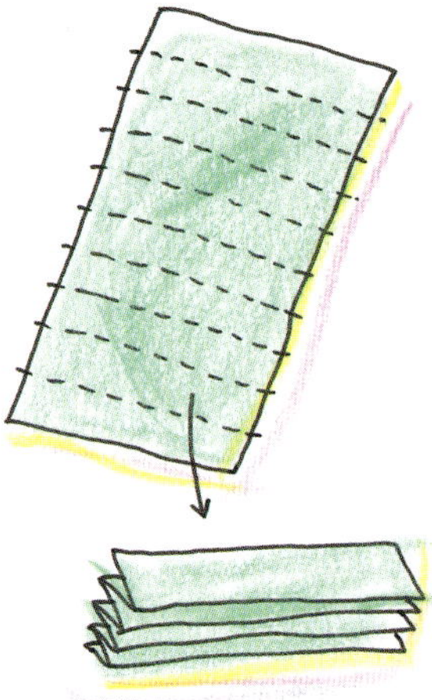

①フェイスタオルを扇子折りにし、両端を持って、熱湯（70℃）に浸します。把持部以外は、十分に浸して、固くしぼります。
両端を持たないと、やけどのもと。しぼり方がゆるいと、熱湯がポタポタと落ちて危険です。

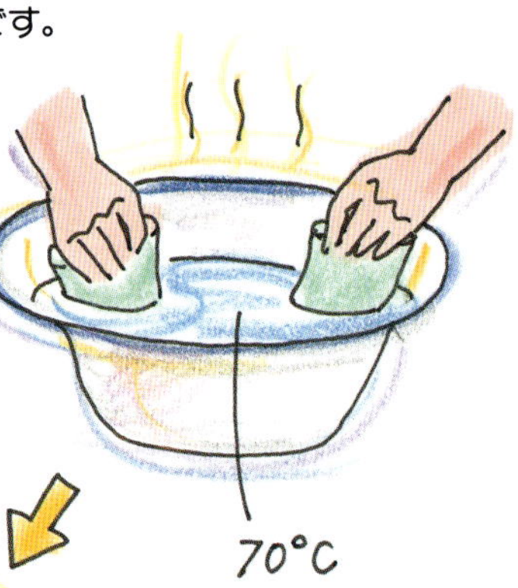

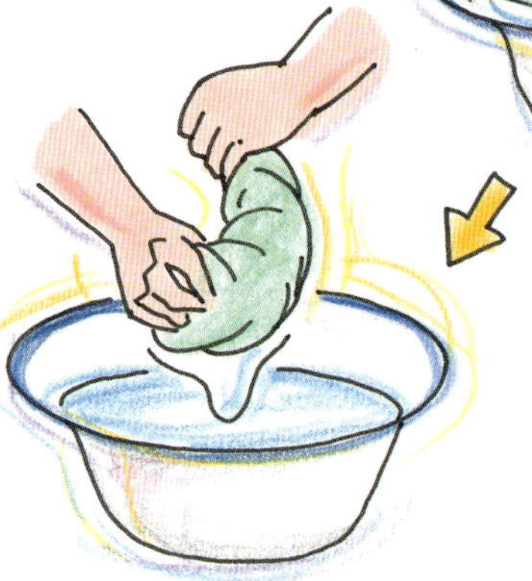

②清拭する部分を①のタオルで覆って、温めます。
体幹部は、胸部から腹部、肩から臀部など、１度に広く覆うと、全身が温まります。フェイスタオルを２つ折りにして、２枚ずつ重ねます。
上肢や下肢も、同じ要領で。ただし、足や手は、できるだけ、足浴・手浴を行いたいもの。陰部洗浄も省かずに行います。

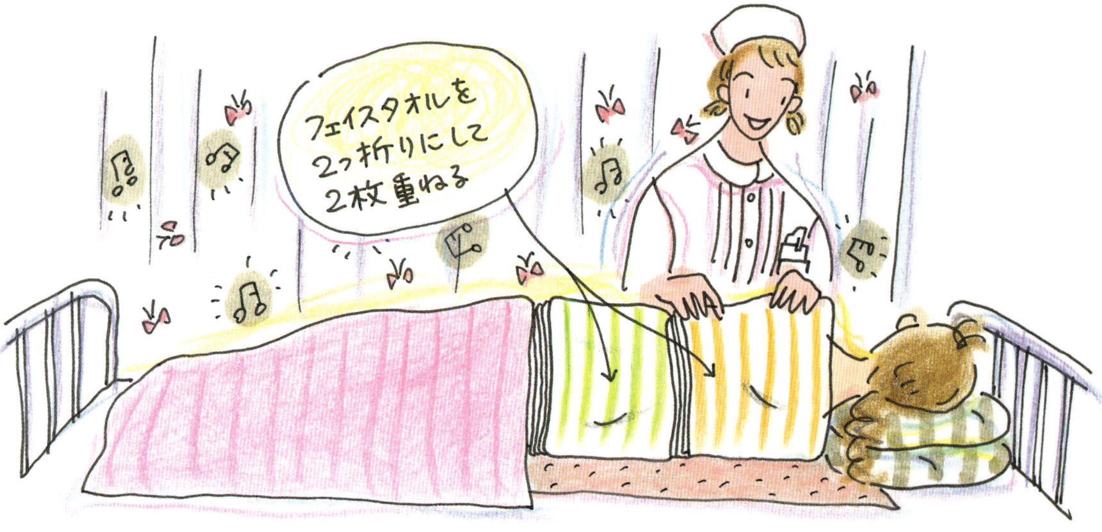
フェイスタオルを
2つ折りにして
2枚重ねる

③フェイスタオルの上に、薄い防水布をかけ、さらに、バスタオルや綿毛布で覆います。
このまま、しばらく皮膚を蒸します。

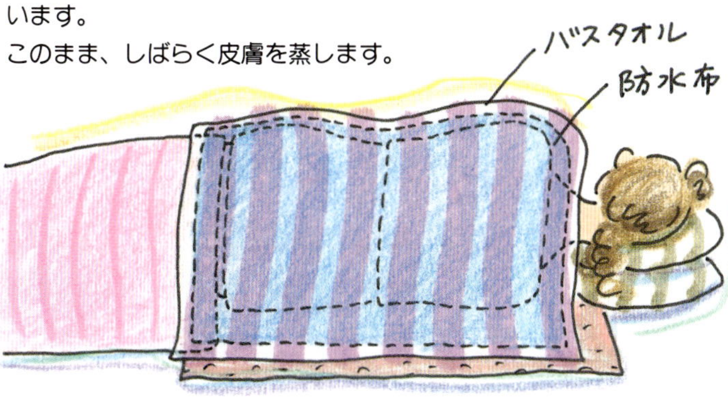

④体を温めている間に、タオルに石けん、またはスキナをつけておき、体を覆っているタオルの温度が下がってきたら、手早くふきます。再度、蒸しタオルか、お湯でしぼったタオルでふきとります。
蒸す時間はゆっくりと、ふきとりは手早く行うのがコツ。こする強さは、患者さんに聞いてかげんします。

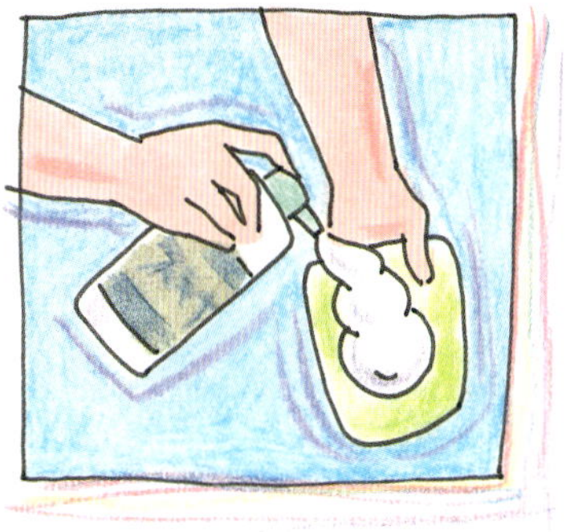

⑤石けん分がとれたら、再度、①〜③の手順で、清拭した部位を温め、次の清拭部位に移ります。

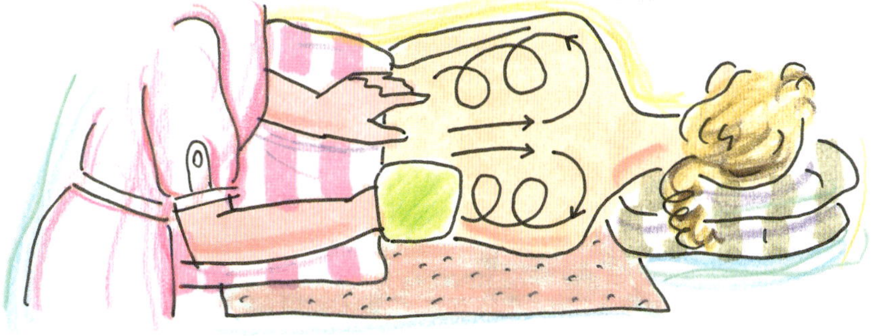

創やドレーンの挿入、ストーマのある場合

創の炎症や疼痛が激しい場合以外は、包帯をとって、軽く清拭をします。
創の方に向かって、ふくのがポイント。創に逆らってふくと、縫合部が開いたり、痛みが増したりします。
ストーマやドレーン挿入部は、創のまわりを円形にふきます。
創には、タオルが触れないようにふきますが、終了後は、創部を消毒しておくのが原則。

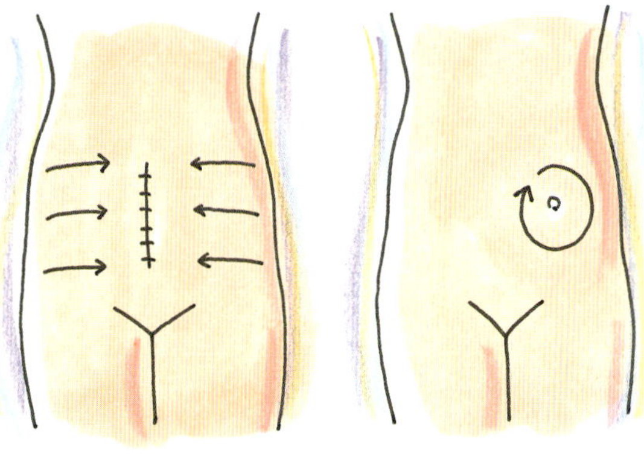

手足は、大きな ストロークでふきます

手足は、タオルを手にしっかりと握り込み、末梢から中枢へと向かって、大きなストロークでふくと、爽快です。

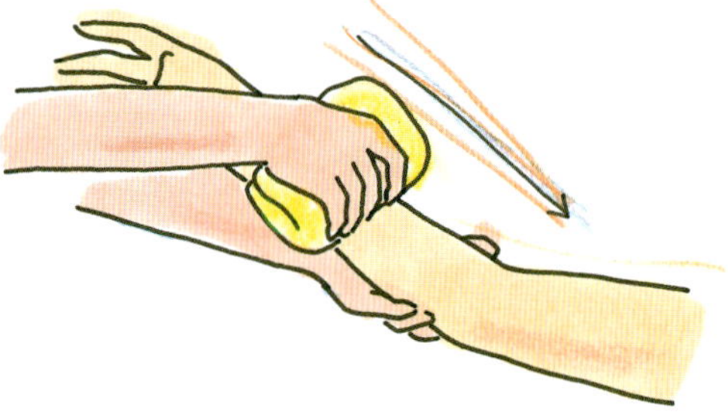

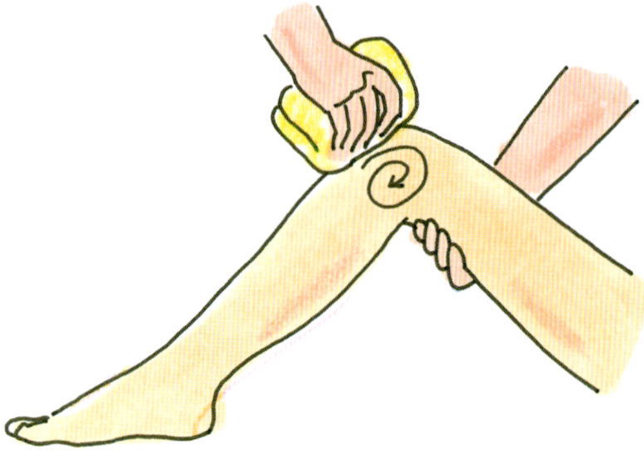

関節部は、うずまきを描いて

膝や肘など関節の部分は、うずまきを描くと、安全に、きれいにふけます。
膝窩部や肘窩部は、できるだけ伸ばして、2〜3回往復して、ふきとります。

仰臥位での 足浴のポイント

膝の下に枕を当てがい、患者さんが疲れないようにします。
湯の温度は、37〜38℃程度に。足は意外に敏感、入浴時より、やや低い温度が適当です。
趾の間は、よく洗い、よく乾かします。湿ったままでは不快、水虫の原因にも……。乾いたら、皮膚のマッサージと足関節の屈伸を行うと、末梢の循環がよくなり、いっそう爽快。足の爪も足浴後に切るとスムーズです。

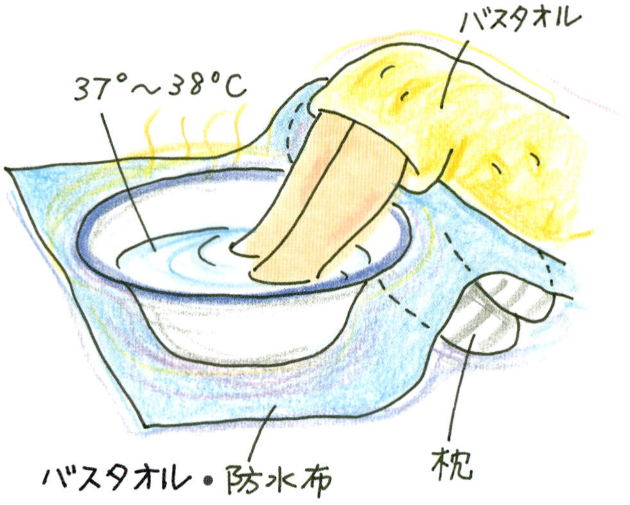

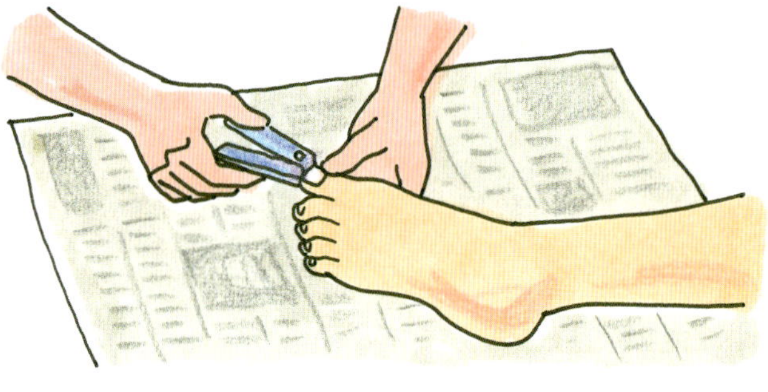

SKILL POINT

陰部洗浄のポイント

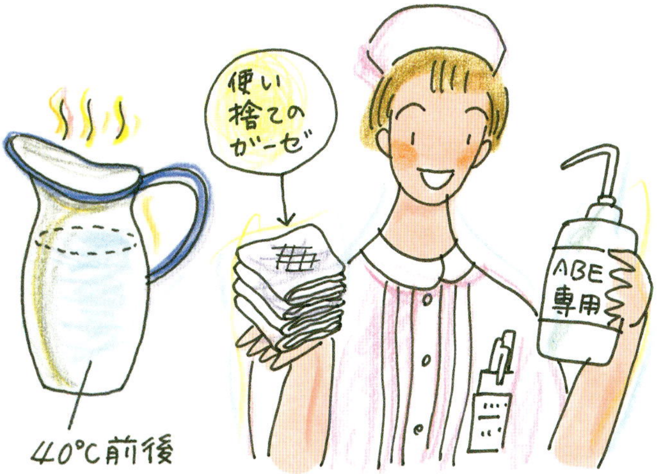

お湯やガーゼはたっぷりと、スポイトは患者さん専用のものを

陰部は細菌繁殖の絶好の場所。寝たきりの人、おむつをしている人などは、1日に1回、陰部洗浄を行いたいもの。
まず、微温湯・ガーゼはたっぷりと、スポイトは患者さん専用のものを用意します。湯は熱すぎず、ぬるすぎず、適温（40℃前後）に。

露出部は、最小限に！

患者さんの羞恥心をやわらげるためにも、保温のためにも、露出部はなるべく少なく！
下半身がむき出しとならないよう、足袋をしたり、タオルでくるみ、腹部に覆いをします。

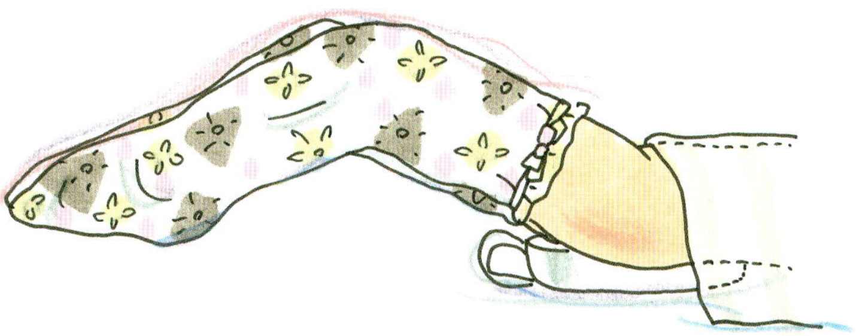

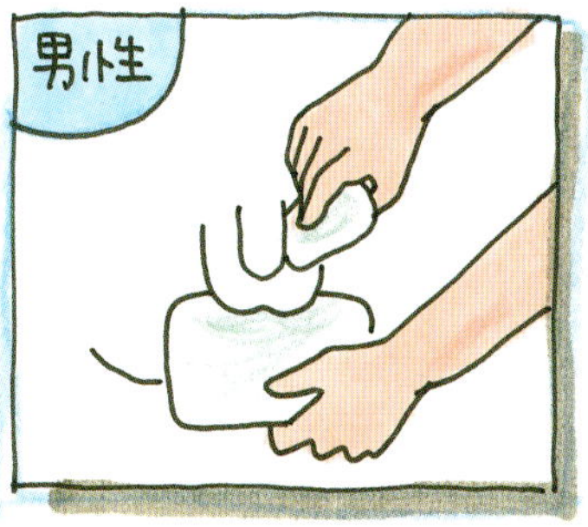

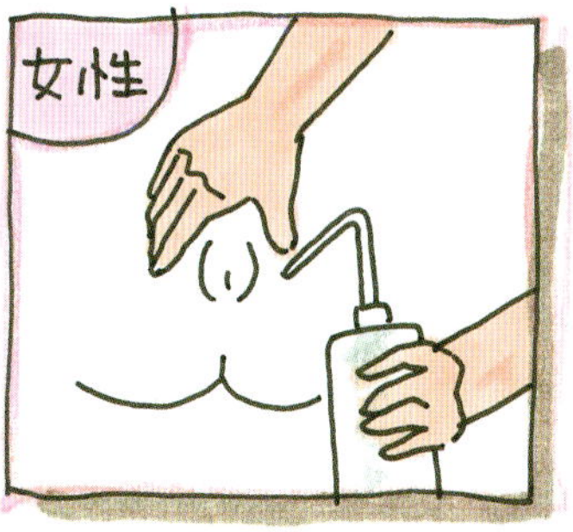

男性・女性――洗浄のコツ

男性の場合は、ペニスや陰嚢をタオルで持ち上げて、ペニスと陰嚢の間や会陰部をよく洗います。皺襞をのばし、亀頭部も包皮を下げて洗います。
女性では、陰唇で隠れた部分を開いて、ていねいに洗うようにします。

乾燥には、ドライヤーが活躍

洗浄後は、十分に乾燥させないと不快。皮膚のびらんにもつながります。
タオルでふきとった後、ドライヤーの温風を十分離して吹きつけると、快適です。

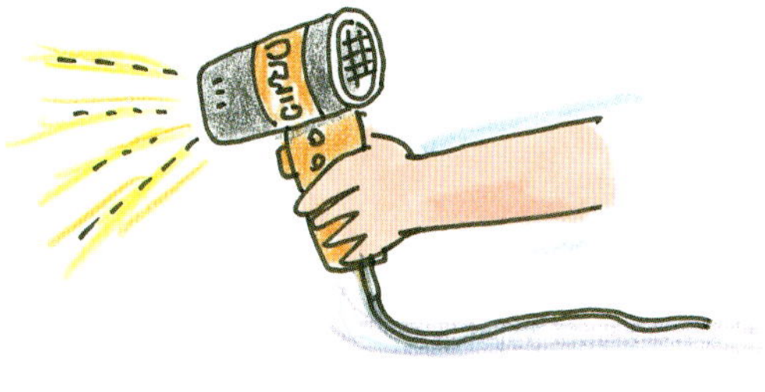

SKILL POINT

泡式清拭剤を使った清拭

手軽で便利。プラス、爽快感を工夫して

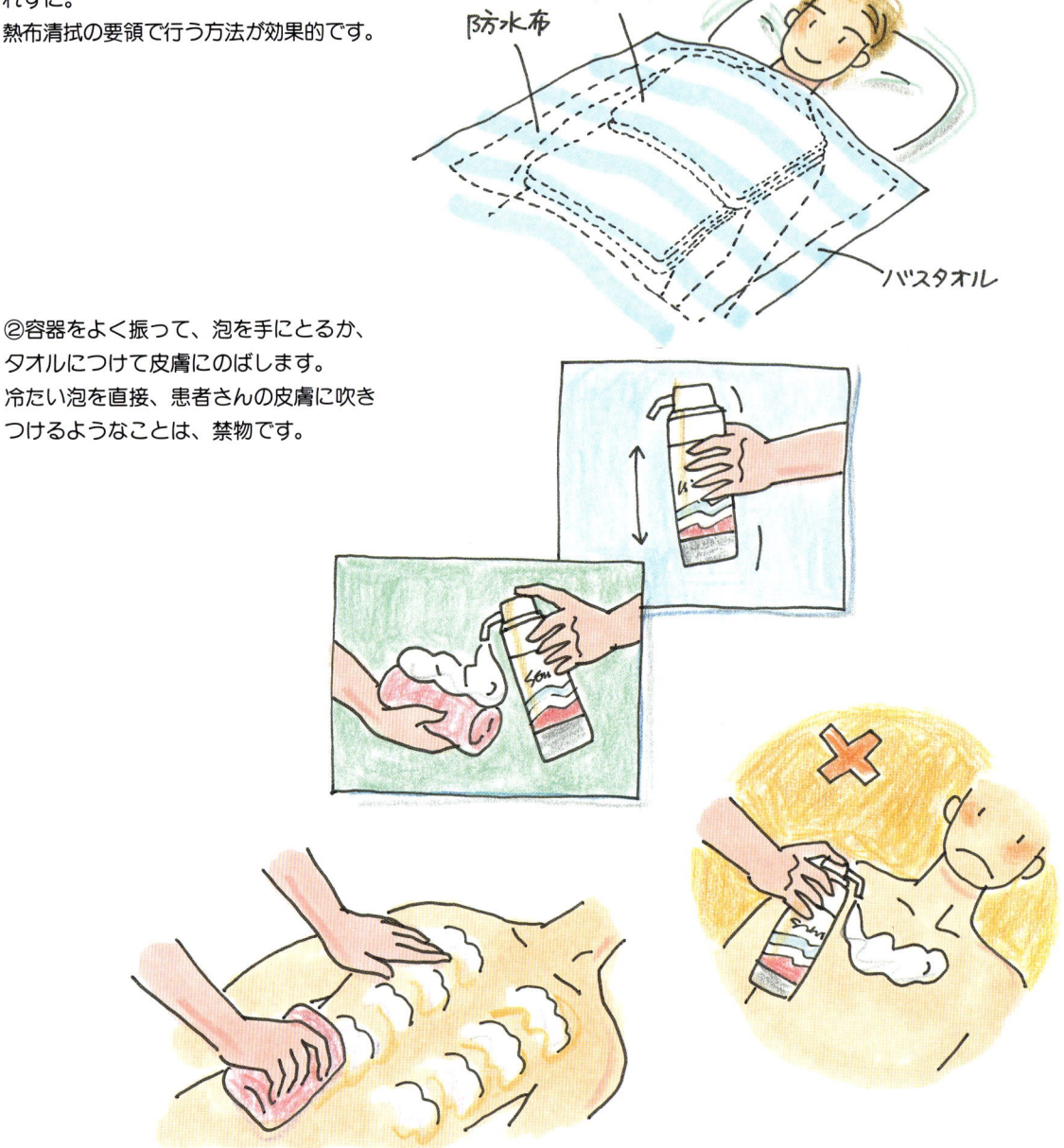

泡式洗浄剤の手軽さだけに注目せず、洗浄効果や爽快感のアップにも、工夫を忘れずに。
熱布清拭の要領で行う方法が効果的です。

①熱布清拭（P.34）の際と同様に、熱いフェイスタオル・防水布・バスタオルで、清拭部位を蒸します。

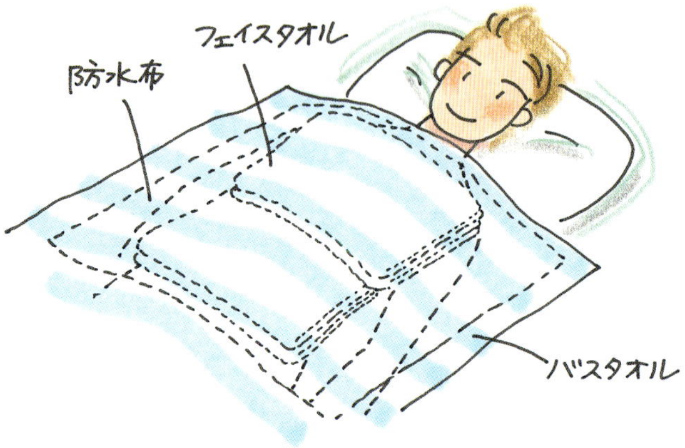

②容器をよく振って、泡を手にとるか、タオルにつけて皮膚にのばします。
冷たい泡を直接、患者さんの皮膚に吹きつけるようなことは、禁物です。

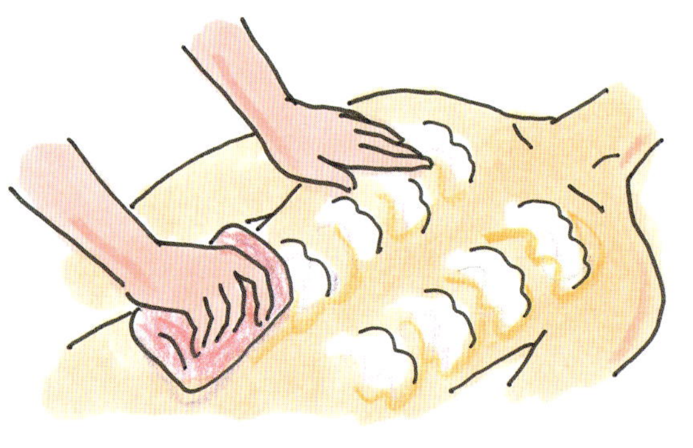

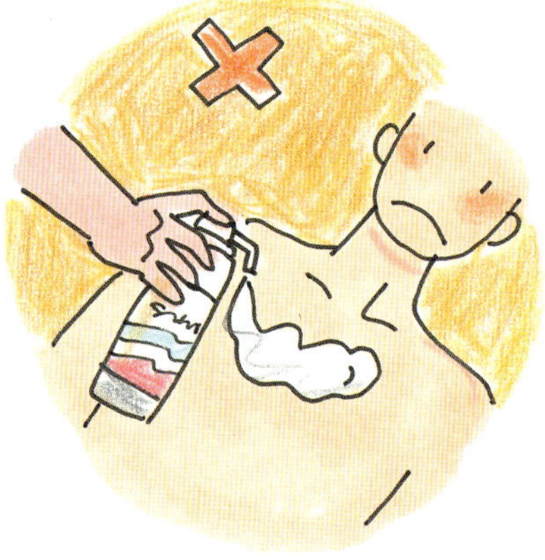

③蒸しタオルで清拭剤をふきとります。
2回、繰り返します。

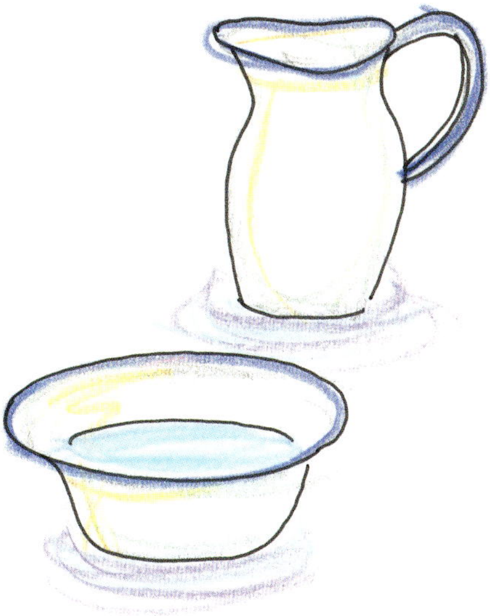

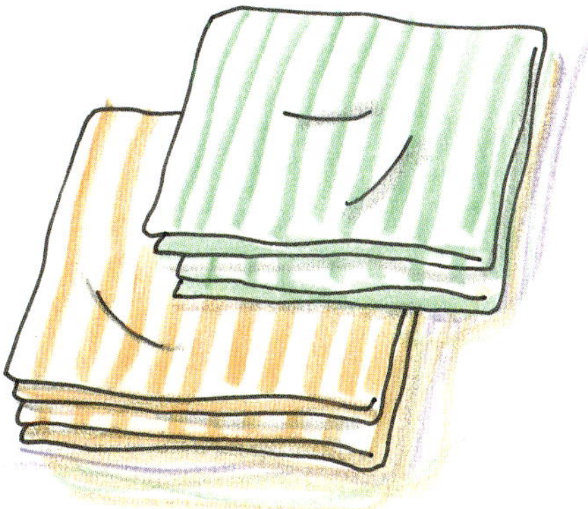

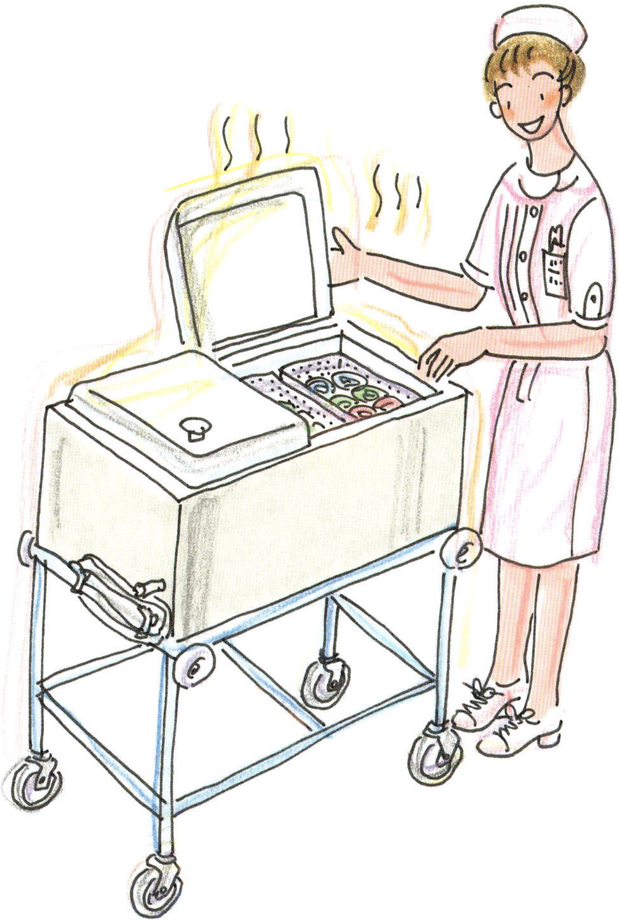

④最後に、①の要領で、また体を温めます。他の清拭部位に移り、①〜④の手順を繰り返します。

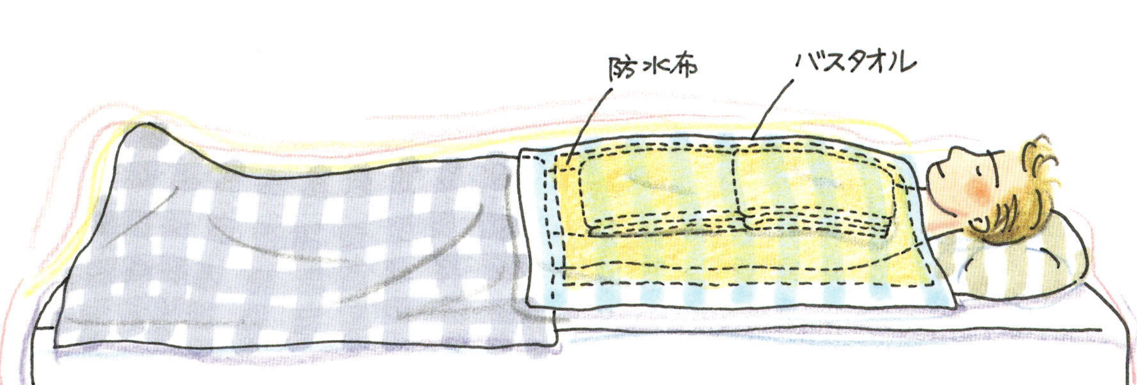

3つの清拭剤、あなたはどれを選びますか？

洗浄剤を選ぶポイントは、洗浄効果が高く、手早く使え、できるだけ安価で、爽快感が得られるもの、ということになります。

長所・短所をあわせ持つ、3つの洗浄剤。あなたなら、どれを選びますか？

試してみて、患者さんに選んでもらうのも一案です。患者さんの状態に合ったものを選択しましょう。

石けん清拭・スキナ清拭・蒸しタオル清拭別の洗浄効果[1]

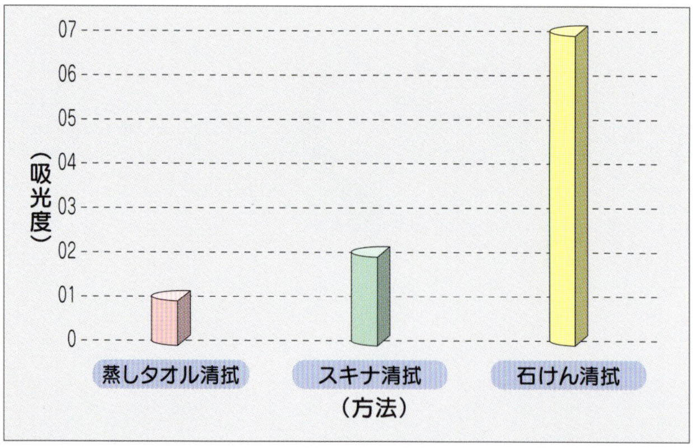

患者の意見[2]

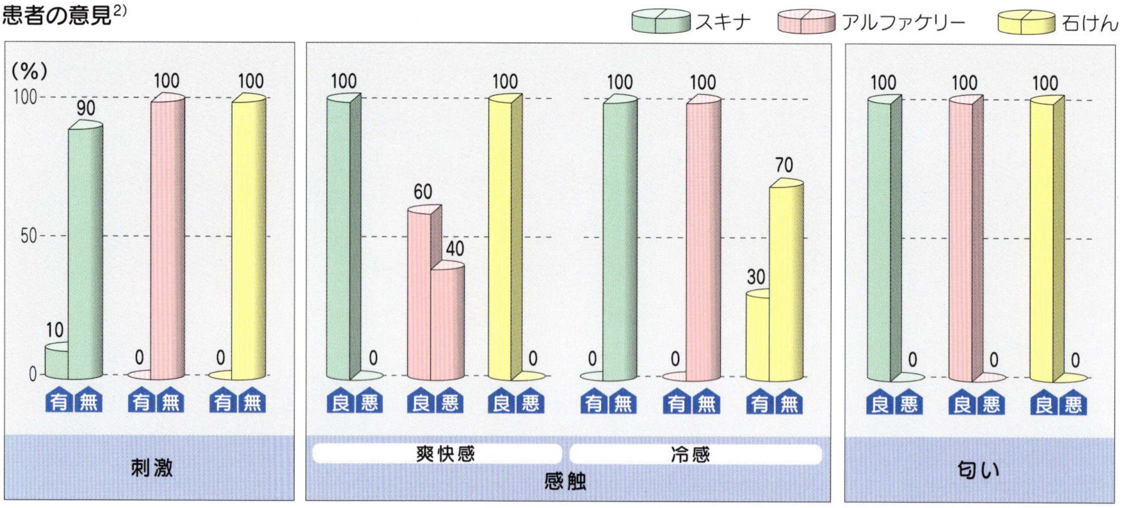

石けん・スキナ・アルファケリー、清拭所要時間と経済性の比較[3]

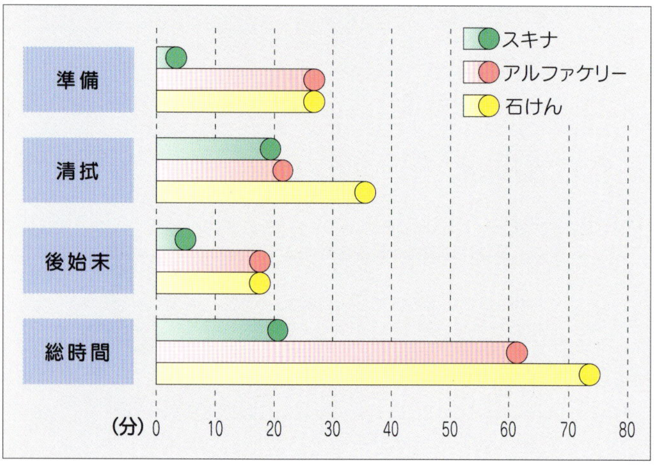

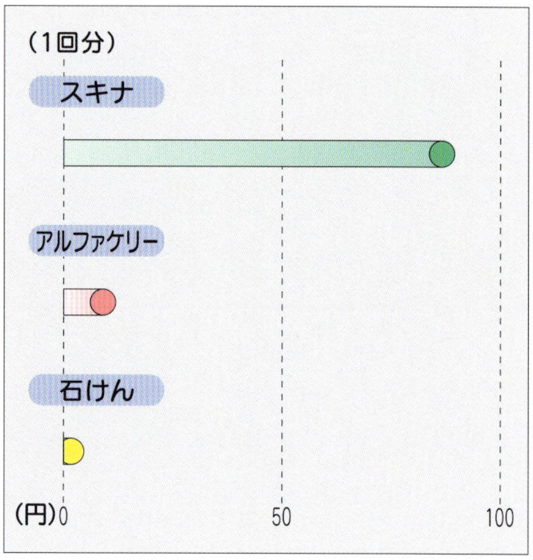

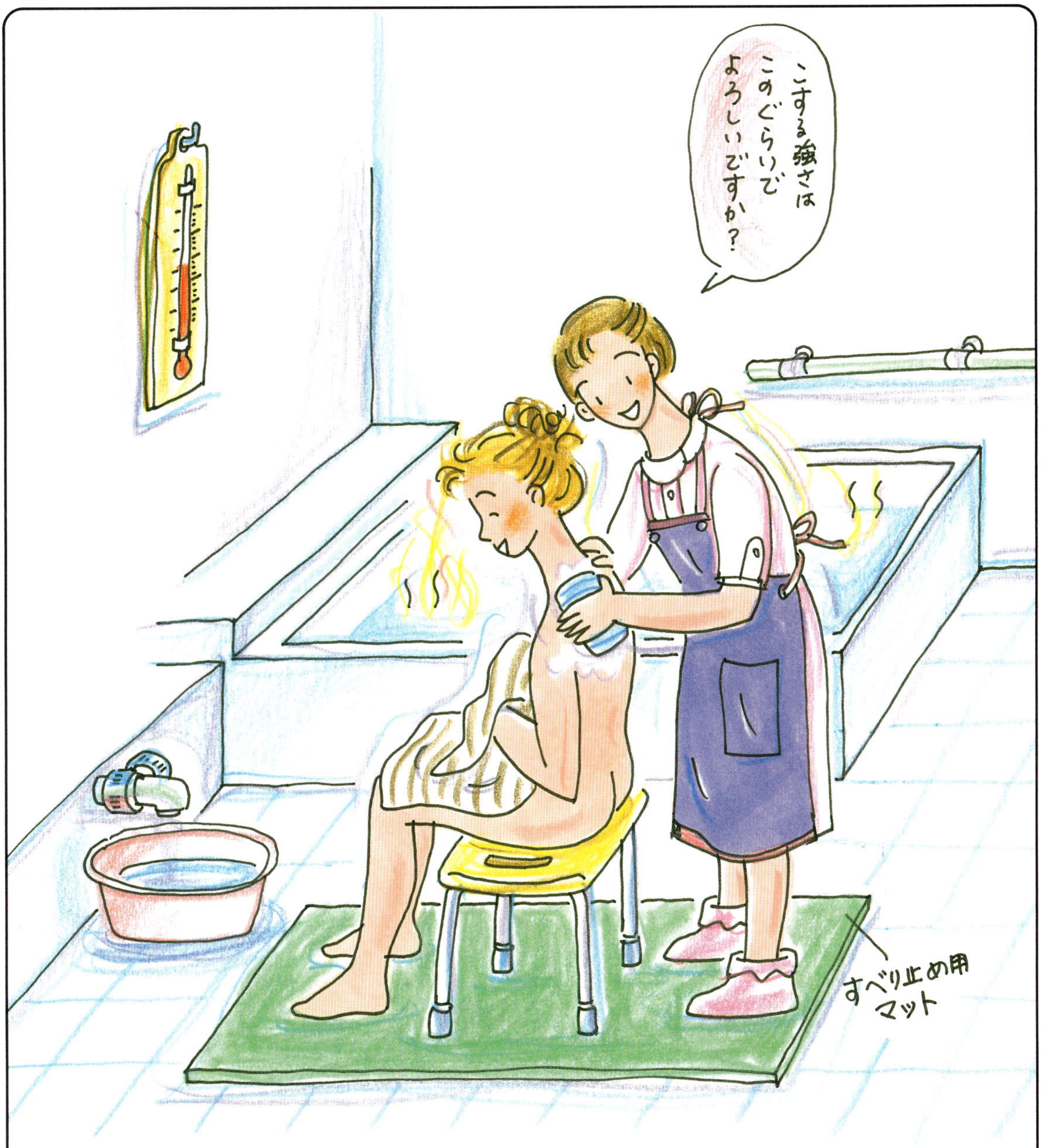
こする強さは
このぐらいで
よろしいですか？
すべり止め用
マット

入浴・シャワー浴——介助のポイント

●浴室は、あらかじめ湯気をたて、24℃程度に。脱衣場（22～24℃）の温度もチェック。

●浴室の床、浴槽内にすべり止めマットを。
乱雑な浴室も転倒のもとです。

●坐位がやっとの人には、背もたれのあるビニール製の椅子を。立位の場合は、つかまる所を確保します。

●羞恥心があるのは当然。フェイスタオルで覆って、恥ずかしくないよう、心配りを。

●自分でできるところは自分で。手の届かない背部や臀部などをナースがお手伝いします。

●湯の温度や洗う時の力かげんは、患者さんの好みを聞きます。

手を出す？ 出さない？ 自立と援助の間で

〝清拭や入浴介助は、全面的にナースが行うもの〞と決め込んでしまうのは、考えもの。人に見られたくないところを見られたり、本当は自分の好きなかげんがあるのに言い出せなかったり……。介助を受けるために、かえって患者さんが気をつかい、不自由を感じることがあります。

自分でできるところは、患者さん自身にしていただき、見守りながら、できないところを援助するのが、もっとも自然な援助ですね。ただし、「自分でしてください！」と命令調になったり、できない人を放置するのは、絶対に禁物。患者さんの自立への歩みを見守って、待つ時は待ち、手を出す時は出すような援助をしたいものです。

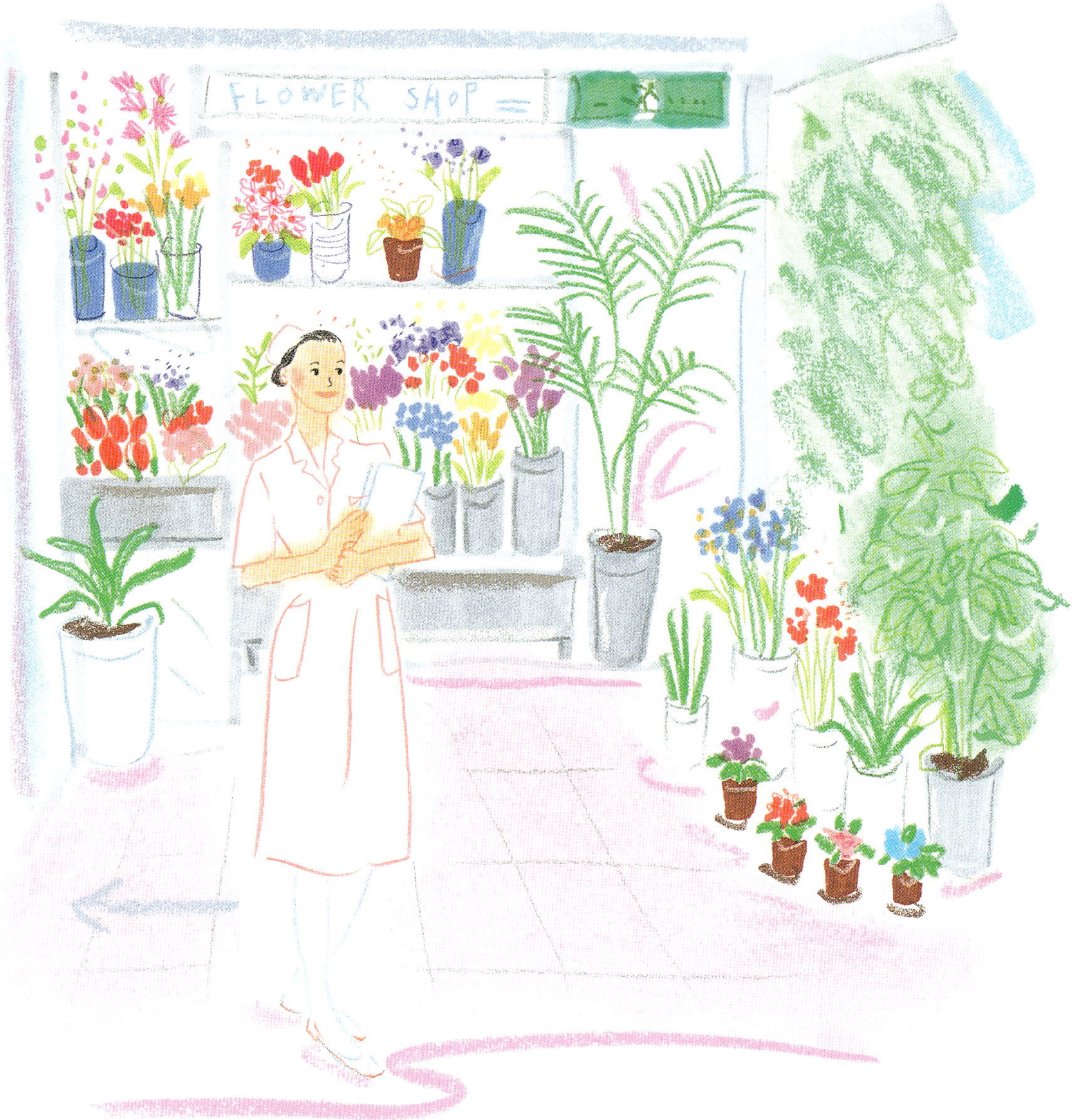

きれいに整った髪。患者さんの顔が、ほころびます

シャンプーのいい匂い。ナースに身をあずける心地よい気分——。こまやかな技術と心づかいが、洗髪を、ナースと患者の心からのふれあいの場にしていきます。

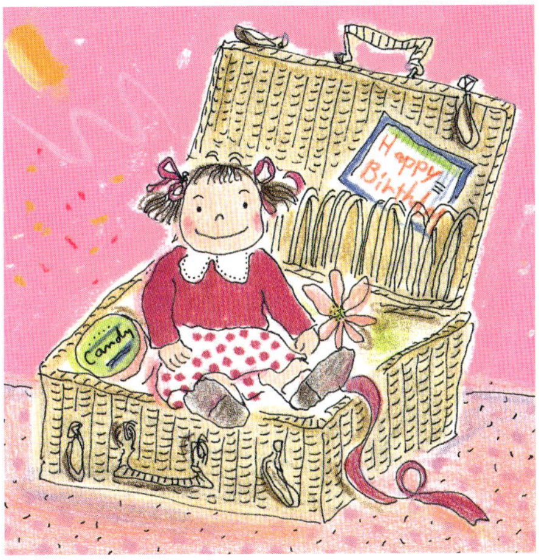

Checking points
チェック・ポイント

- 頭がかゆいまま、がまんしている患者さんはいませんか
- 患者さんは安心して、洗髪に同意していますか
- その人の好みや病状に合った方法で、ケアが行われていますか
- 患者さんの好みに合ったヘア・スタイルに仕上がっていますか

“また、してほしい”そんな洗髪を

ゆったりと洗髪を楽しんでいただくには

「頭を洗うと病状が悪化するのでは……」
「ぬらさずに、できるのかしら」
ナースには当然の洗髪にも、不安を抱く患者さんがいます。楽に、短時間にできることを話し、まず、安心していただくことが大切。また、洗髪・整髪中には、
「近ごろ、白髪が増えましたね」
など、髪や容姿の話題は慎重に。
なごやかに、ゆったりと洗髪を楽しんでいただければ、洗髪後も爽快！

頭をかいたり、抜け毛が増えたり…、さあ洗髪!

看護記録を見て、
「あっ、もうずい分、洗髪していない！」
とあわてるより、患者さんのようすから洗髪時期に気づきたいもの。頭をかくしぐさやベッド上の抜け毛が増えたら、さあ、洗髪！

ヘアスタイルは、患者さんの好みに合わせて

朝のヘアスタイルのキマリ具合で、気分爽快になったり、ユウウツになったりした経験、ありませんか？
人はだれでも、自分をきれいに見せたい、魅力的に見せたいと願っています。入院中でも、その思いに変わりはないもの。患者さんの気持ちを尊重し、ヘアスタイルひとつでも、好みに合わせたいですね。

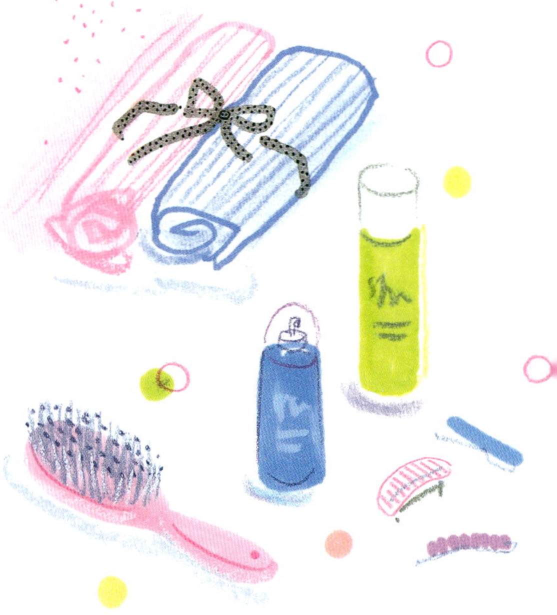

Caring for Cleanliness
PART[3] 清潔に身だしなみよく

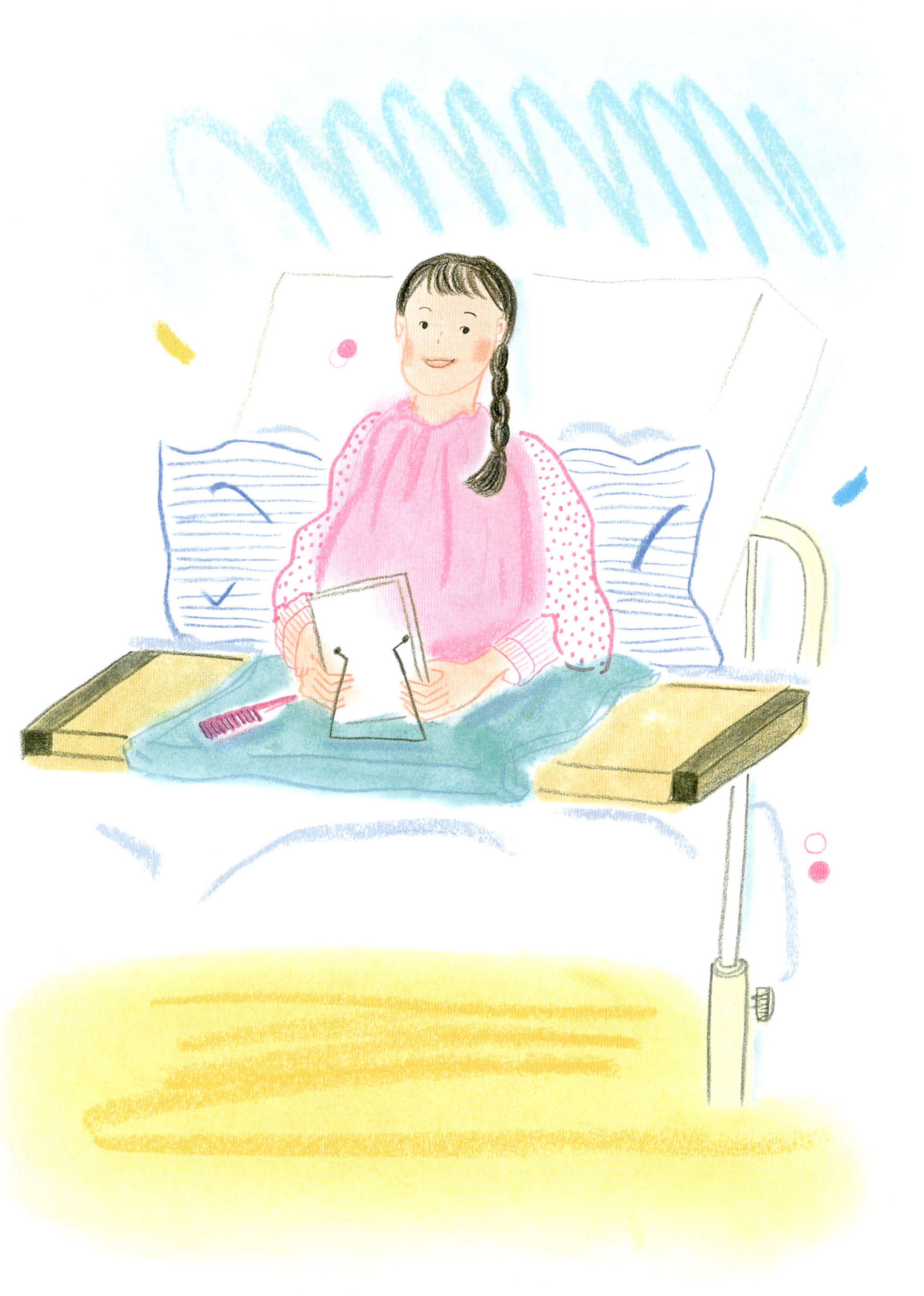

S K I L L P O I N T

気持ちのよい洗髪のコツ

洗髪方法は、患者さんに合わせて

ストレッチャーで洗髪台に行って行う方法、ベッドサイドで洗髪車やケリーパードを使う方法、ドライシャンプー、温湯での清拭など、洗髪の方法は、さまざま。患者さんの好みと状況に合わせて選びます。

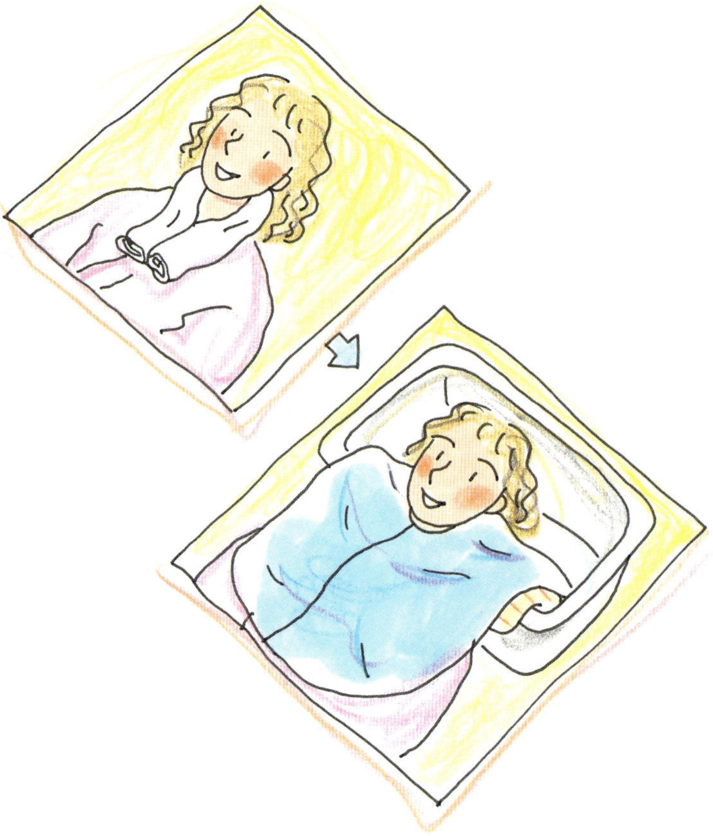

えり元がぬれると不快!

洗髪の際、えり元がぬれると非常に不快。えり元をしっかりと覆います。
寝たまま行う場合は、フェイスタオルを4つ折りにして首に巻き、ビニールのケープをかけて、前で合わせます。
ケープの後ろ側は、洗髪台の中に入れます。

目に、ガーゼで覆いを

目の上を他人の手が往復するのは、いやなもの。洗髪時は、ガーゼの4つ折りで、患者さんの目を覆います。

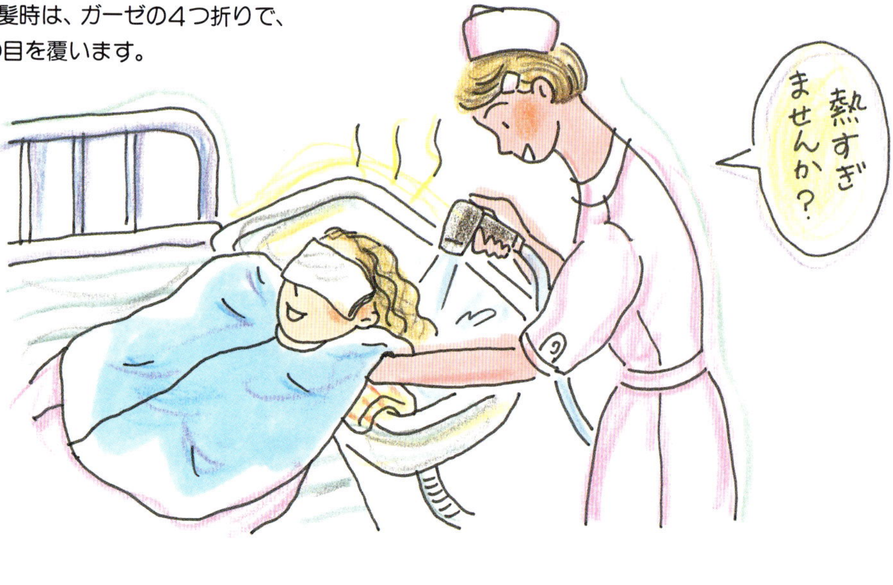

洗髪車を使う時は、首の負担に注意！

頭は、たいへん重い部分。洗髪台に頭部を入れると、首に負担がかかります。背中に小枕を入れて洗髪台と高さを合わせ、洗髪台の縁にはタオルを当てて、首への当たりをやわらげます。
洗髪中もなるべく片手で頭部を支え、患者さんが疲れないよう気をつけて。

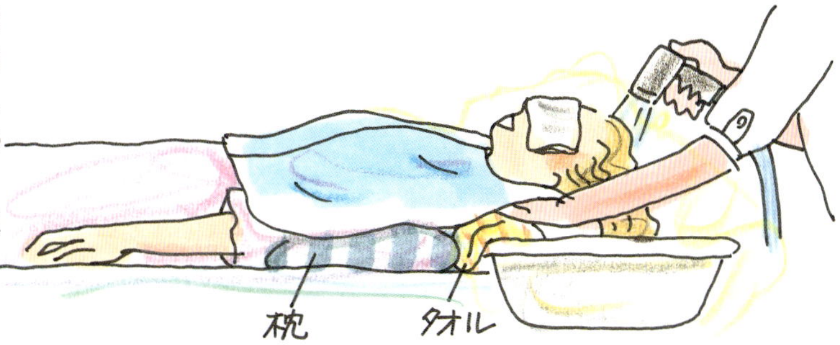

泡をタオルでふきとると、すすぎが簡単

ベッドサイドで洗髪する時は、シャンプーの泡をいったんタオルでふきとると、すすぎが楽に。洗い湯の節約にもなります。

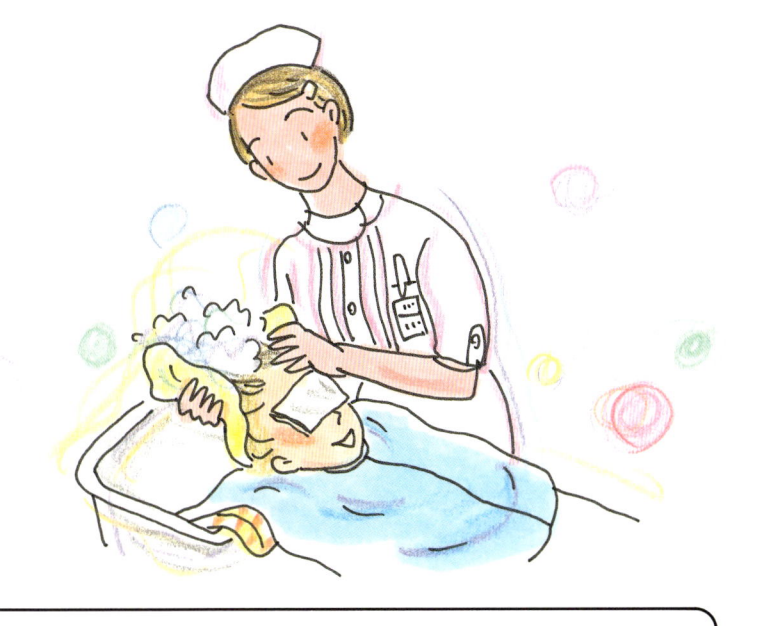

プラス・アルファの心づかいで、爽快！

●「洗髪しましょう」と言われてから、長い間待たされると、患者さんはゲンメツ。洗髪の心地よさも半減です。洗髪途中の「あっ、忘れ物！」にも気をつけて。
●こする強さ、回数、湯の温度は、患者さんに聞いてかげんします。洗いやすい前頭部ばかりこすらず、後頭部やはえ際もしっかりと。
●ひととおり洗ったら、必ず「かゆいところはありませんか？」と確かめます。
●生乾きは、不快。乾いたタオルでふいた後、ドライヤーで、しっかりと乾かします。

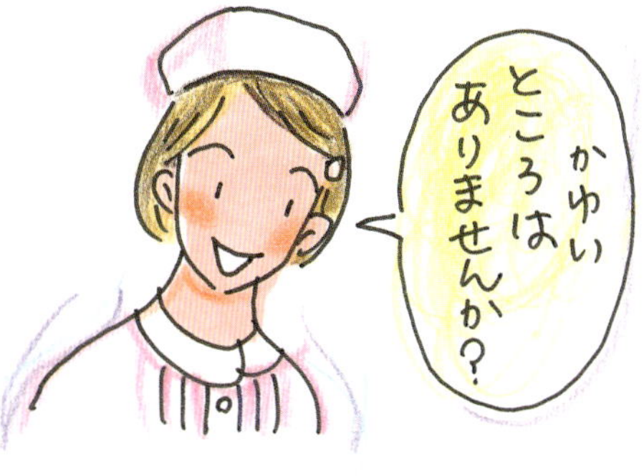

S K I L L P O I N T

ドライシャンプー

手軽で爽快。重症患者や水の使えない人に

ドライシャンプーは、手軽で、患者さんの負担も少ないため、洗髪のできない重症患者に行います。水の使えない人や、洗髪の合間の手入れにも便利。

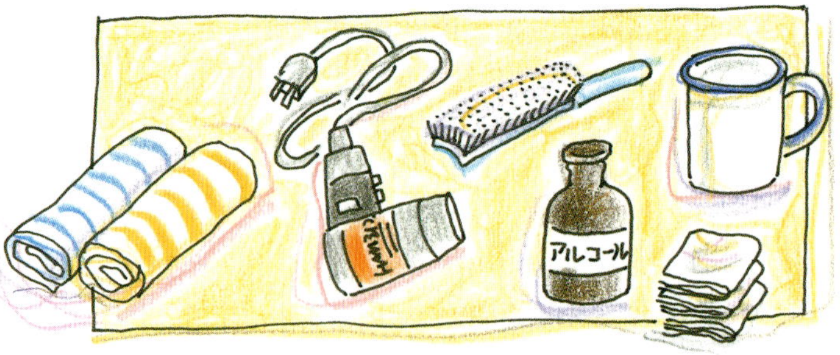

①まず、髪をよくブラッシング。髪のもつれをほどき、頭皮の血行を促します。

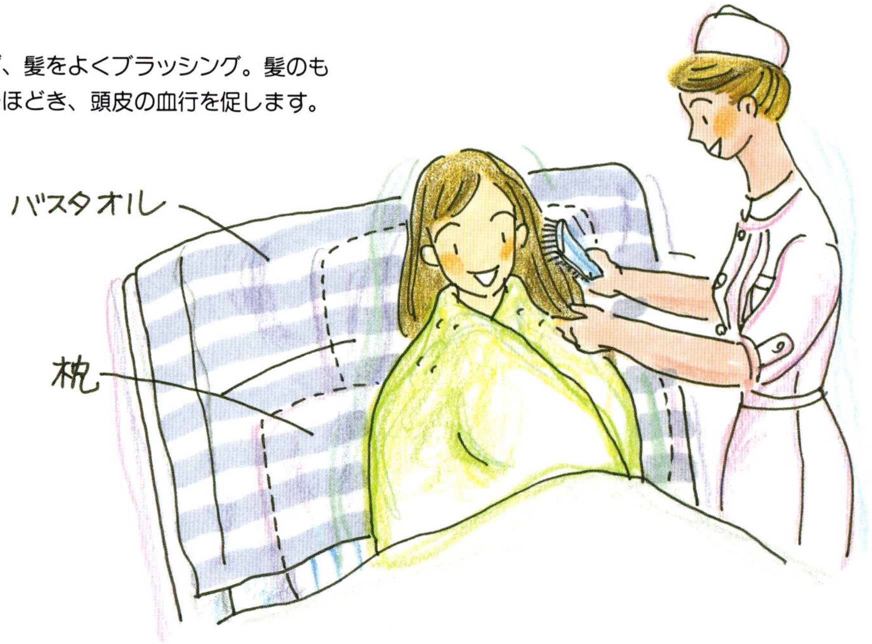

②蒸しタオルで頭を包み、さらにビニールキャップをかぶせます。頭皮を蒸します。

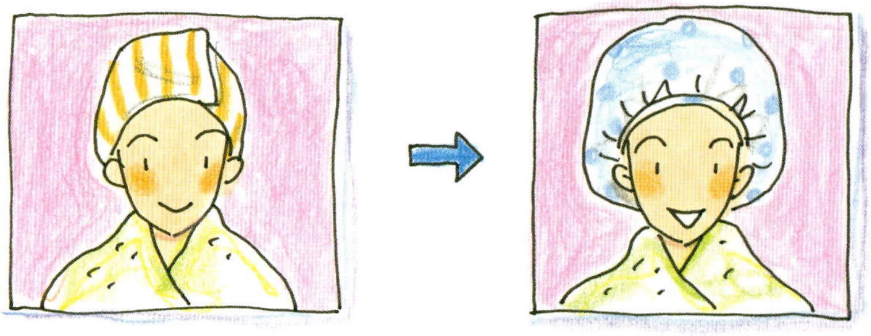

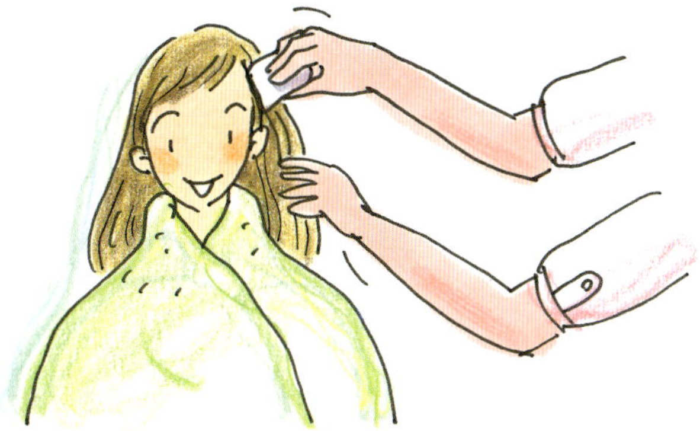

③温めたアルコールをガーゼにつけ、髪を少しずつ分けながら、頭皮の汚れをふきとります。
（アルコール＝50℃・50%エタノール）

④蒸しタオルで、頭皮と髪から、アルコール分と汚れをふきとります。

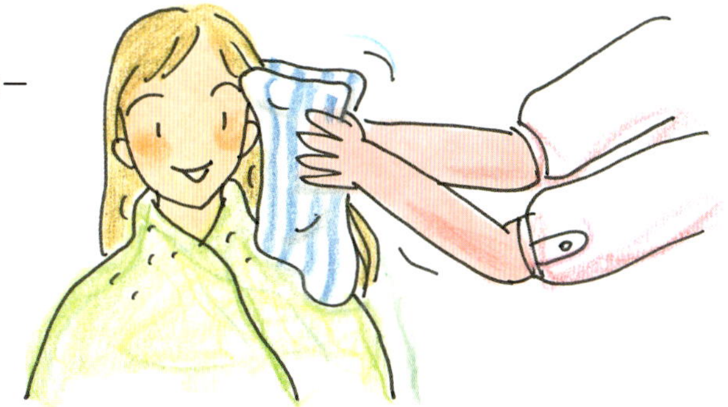

⑤ドライヤーで乾かします。

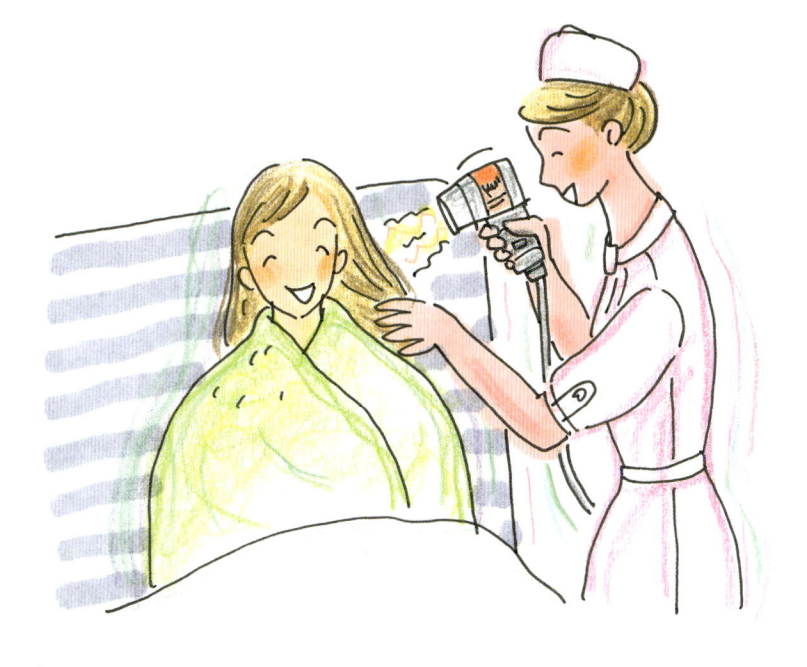

PART[4]
食事を楽しく
Serving Meals

"おいしく食べた"満足感が闘病意欲へつながります

そろそろ、お昼時。どこからか、いい匂いが漂って──。ナースがニコッと置いてくれる食膳。明るい笑顔、おいしいひと言で、患者さんの食事は、何倍にもおいしくなります。

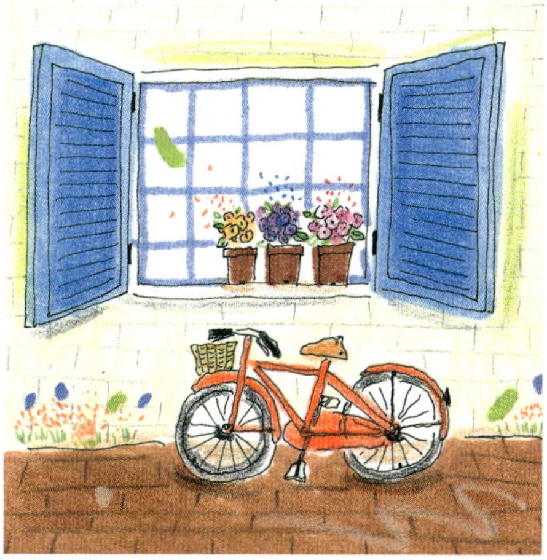

Checking points
チェック・ポイント

- ●患者さんにとって、おいしく食べられる雰囲気ですか
- ●内容や盛りつけは適当ですか
- ●動けない患者さんも、食事の内容を見たり、説明を聞いて、楽しんで食べていますか
- ●冷めた食事を、しかたなく食べている人はいませんか
- ●食欲のない人に、心づかいがありますか
- ●治療食の人も、食事に満足していますか
- ●経管栄養の人も"食事"の気分を味わっていますか

食事のケアは、まず雰囲気作りから

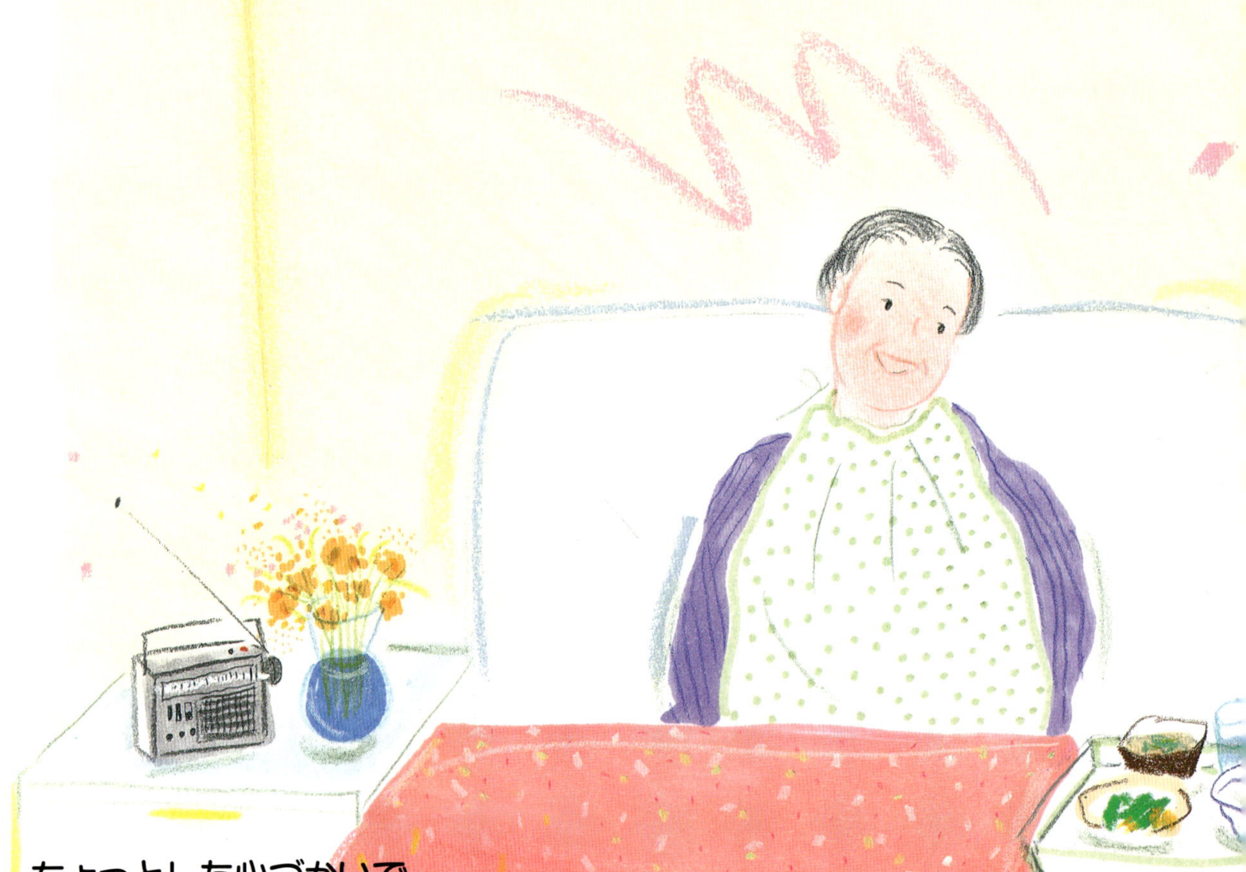

ちょっとした心づかいで、食欲も増す気分！

長い点滴をがまんし、排泄をした同じ病室での食事は、あじけなく感じがち。ところが、
「もうすぐ、お食事ですよ」
とひと声。あたりを整えて、患者さんの身じたく、換気をし、オーバーテーブルをひとふきすると、気分も病室もさっぱり。
「さあ、食事だ」
という気持ちになるから、不思議です。食事のケアは、雰囲気作りから。

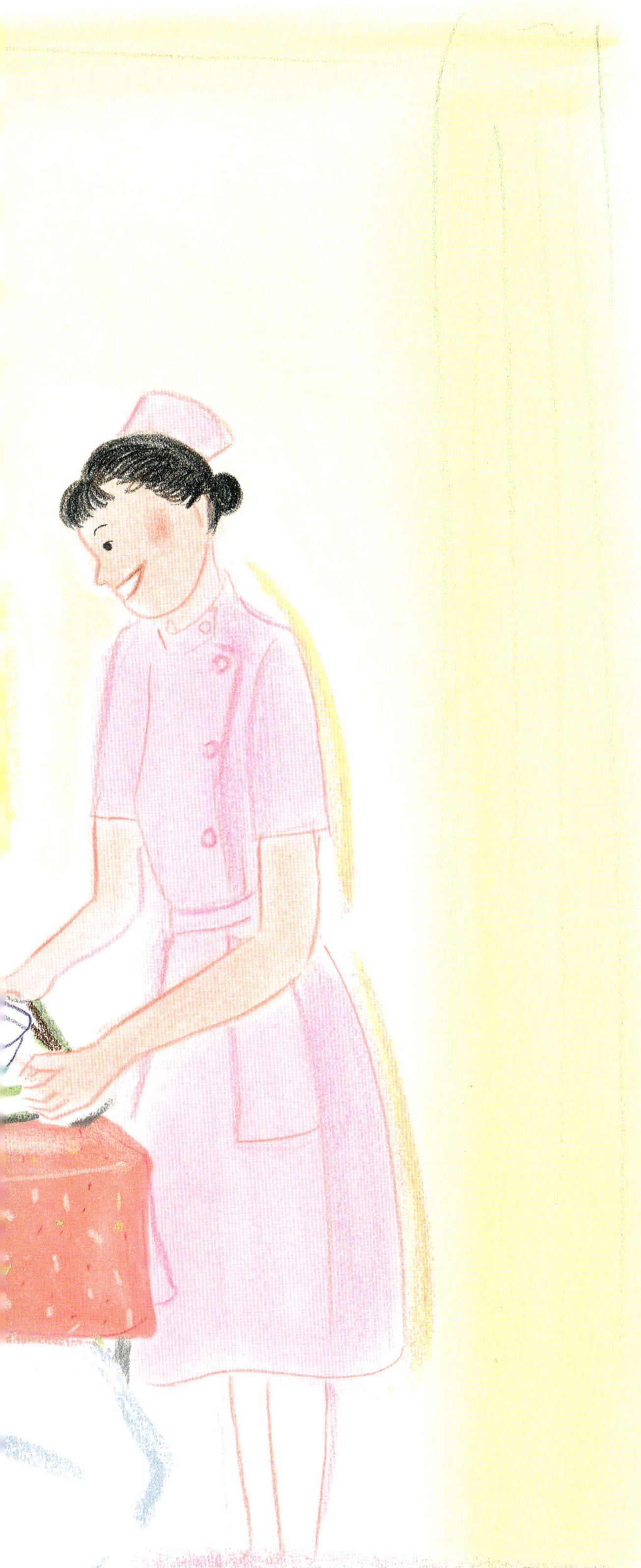

食前の手洗い・おしぼり、お忘れなく!

省きたくないのが、食前の手洗い・おしぼり。食事への期待感、生活のリズム作りにもつながります。
何より、便器にさわった手、薄汚れた指では食欲もでませんね。

食前のうがいから、食のすすむことも

口の中がベタベタと気持ちが悪く、食べ物を口に入れる気のおきない人がいます。こんな時、食前の一杯のうがいから、食欲の出ることが。朝の口腔ケアも、もちろん、かかせません。

汚物や匂いのあるものは、あらかじめ片づけます

不潔なもの、イヤな匂いのあるものが身近にあると、どんなにおいしそうな食事を見せられても、食欲減退!
食事の前に、汚物や匂いのあるものは片づけておくのがエチケット。

食前に排泄も、ぜひ確かめて

食事中、病室での排泄は、患者本人だけでなく、まわりの人たちの食事も台なし。といって、尿意・便意をがまんしながらでは、食欲も出ません。
食事と排泄が重ならないよう、折をみて、
「お手洗い、いかがですか?」
と声をかけたいもの。

配膳は
おいしく食べられる
心づかいとともに

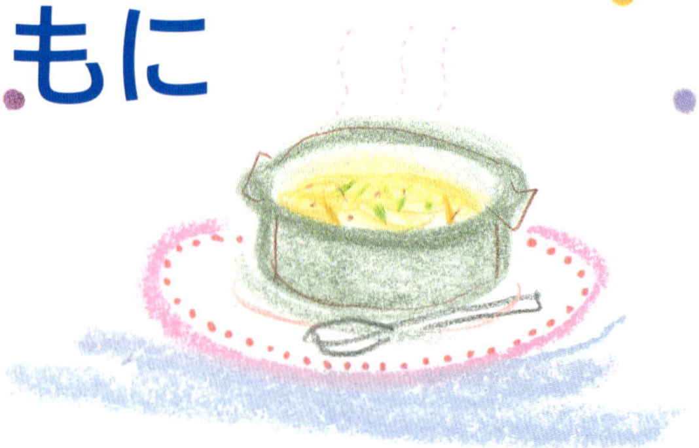

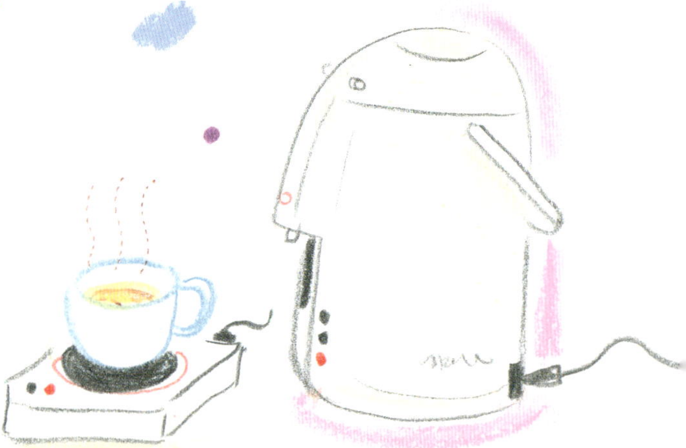

そっと置いて、おいしいひと言

佐藤さんの前に、ガチャン！　と置かれたお盆。おつゆがこぼれ、器はバラバラな方向を向いています。思わず佐藤さん、ため息が…。

さあ、配膳前はチェック・タイム！　こぼれた汁をふき、器の位置を直し、ベタつくお盆をきれいにします。

最後に、そっと置いて、おいしいひと言。

「煮物がいい匂いですよ」

「お魚、焼きたてですよ」

同じ食膳が、何倍にもおいしそうに感じられます。

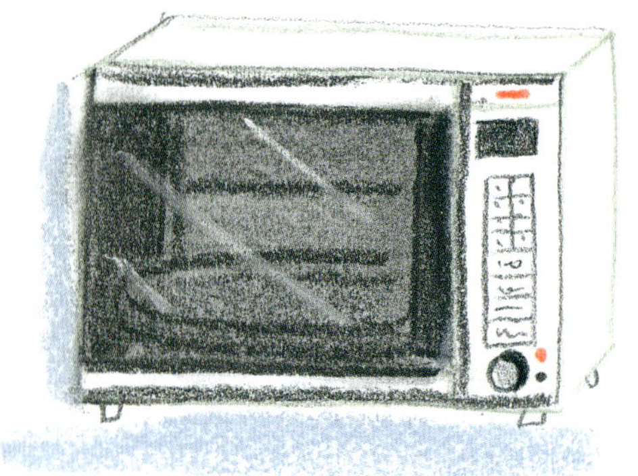

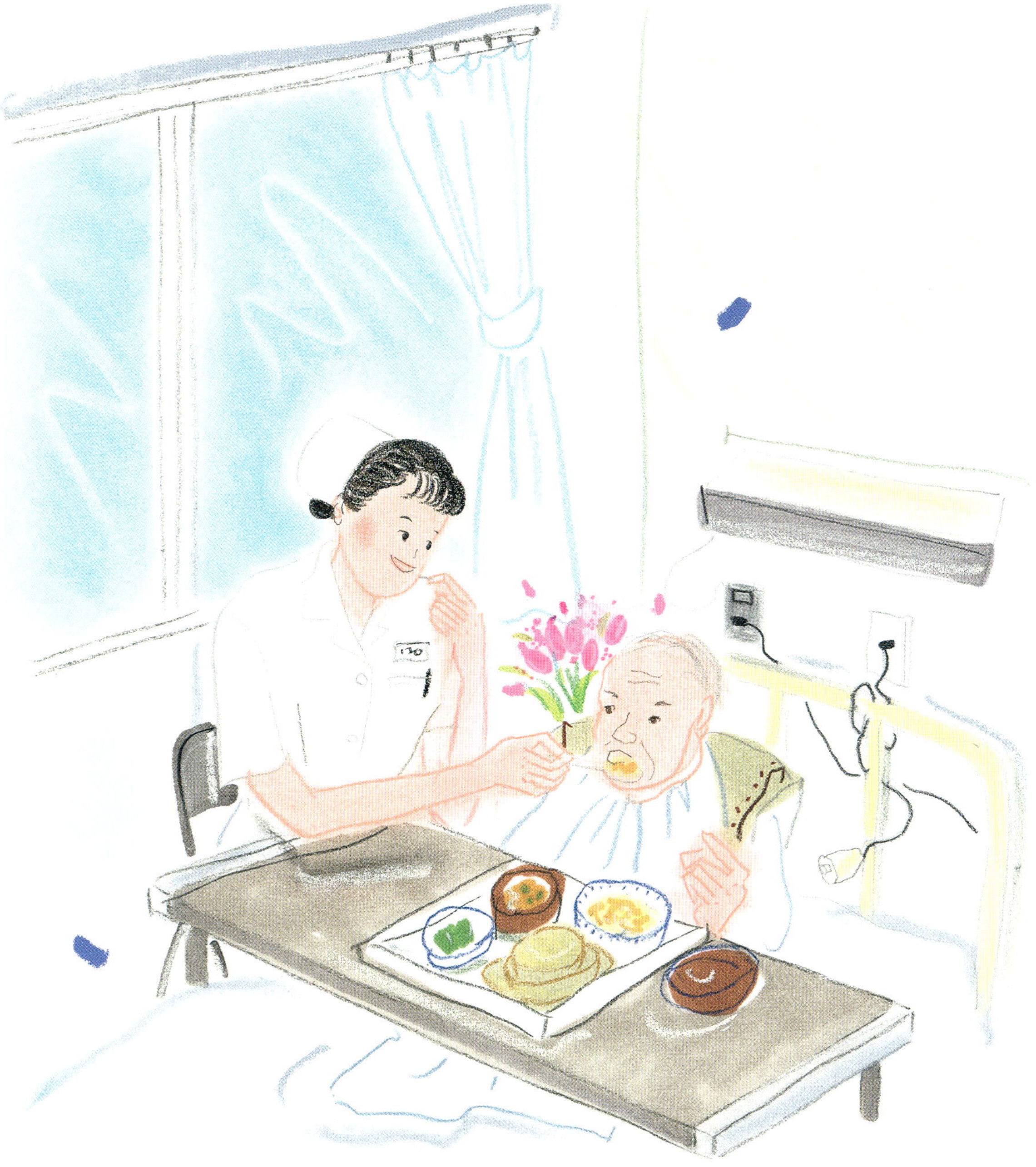

すぐに食べられない人には、時間をずらして

朝は食欲のない木村さん。あるナースは、いったん食膳を片づけ、時間をずらしてから、もう１度すすめています。

食事時間に食べられない患者さんも、時間をずらすだけで食べられることがあります。ただし、目の前に食膳が置きっぱなしでは、うんざりしてしまいますね。

検査で冷めた食事温めなおす心づかいを

検査を終え、病室にもどった小山さん。テーブルの食膳は、すっかり冷めています。ベッドでとる冷えた食事はあじけなく、もちろん食欲も出ません…。

検査や点滴で遅れた人の食事は、ぜひ、温めなおす心づかいを！

SKILL POINT

食事の介助は、ゆったりと

寝たままの食事は、なるべく上半身を上げて

寝たままで食事をする時は、ギャッジベッドを上げて、なるべく上半身を起こしたほうが嚥下しやすく、消化も助けます。
側臥位しかとれない場合は、右側臥位に。胃から腸へのルートがスムーズになり、消化されやすくなります。

ナースも座って、ゆったりと

介助をするナースが立ったまま。おまけに次の仕事に気をとられてソワソワしていたのでは、患者さんも落ち着きません。食事もあじけなく感じてしまいます。
ナースは患者さんの右側に座り、ゆったりと介助を。

献立を説明し、患者さんの好きな順序で

患者さんに食膳が見えない場合は、一品ずつ説明し、食べる順序を尋ねながら介助します。
ゆっくりと、あせらせないで。飲み込んだのを確認して、次のものを口に入れます。早くすませようと、ナースがせかすと誤嚥のもとに……。

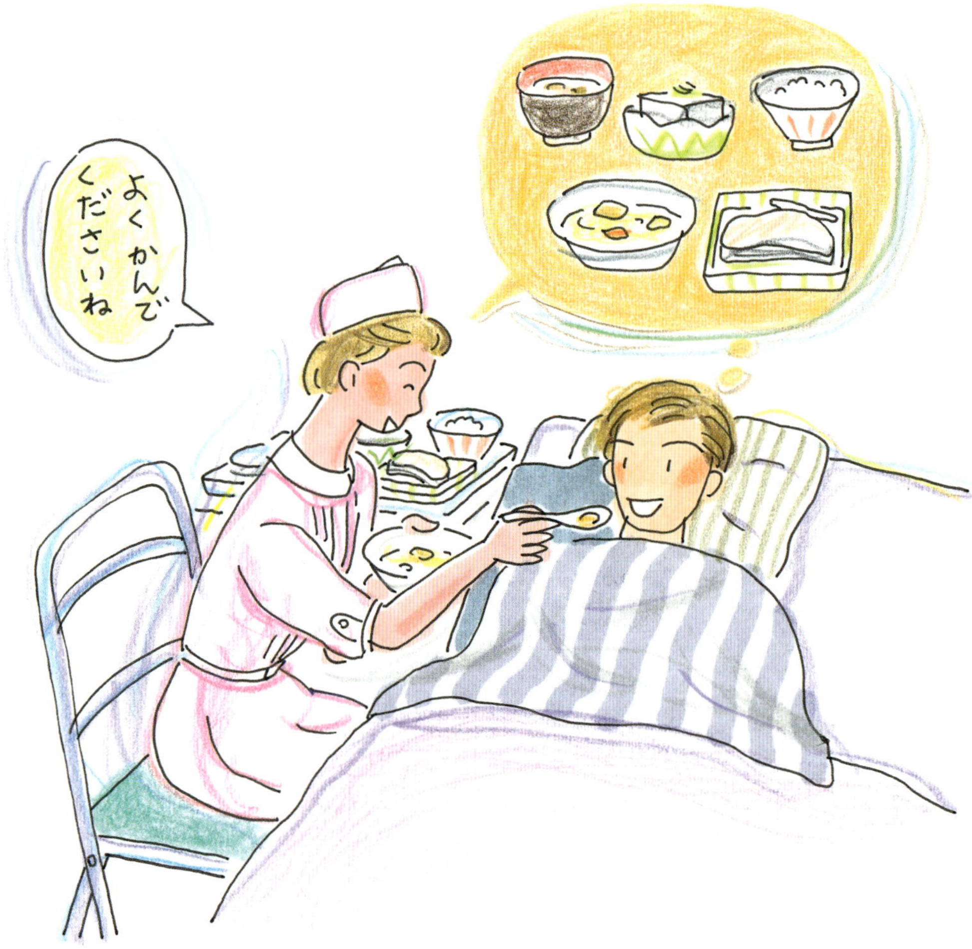

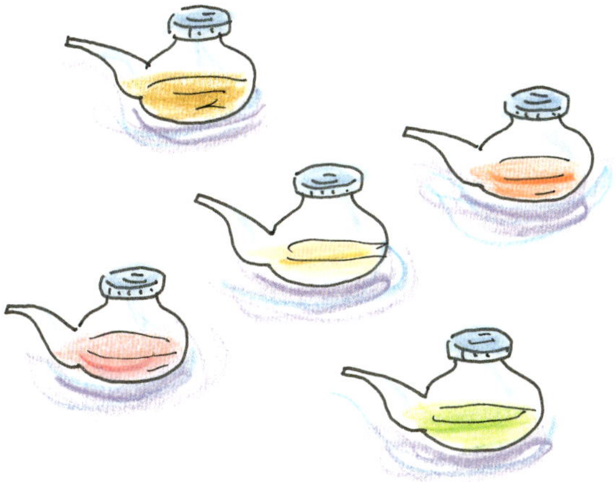

まず、水分。自分が食べるようなつもりで

初めに、水分を口にふくませ、のどを潤してから介助をはじめます。いきなり固型物は、禁物。自分が食べるようなつもりで、おいしく食べられるよう気配りを。

吸いのみは、味ごとに使い分け

ミキサー食や飲み物は、味ごとに吸いのみを分け、それぞれのおいしさを生かして。透明なガラス製のほうが、色が見えて食欲をそそります。

ミキサー食は、まず献立を見せてから

普通の食事をミキサーにかける場合は、まず献立を見せてから。混ぜてよいもの、混ぜたくないものは、患者さんに確かめます。

いきなり、ドロドロのミキサー食を見せられると、食欲が出ません。

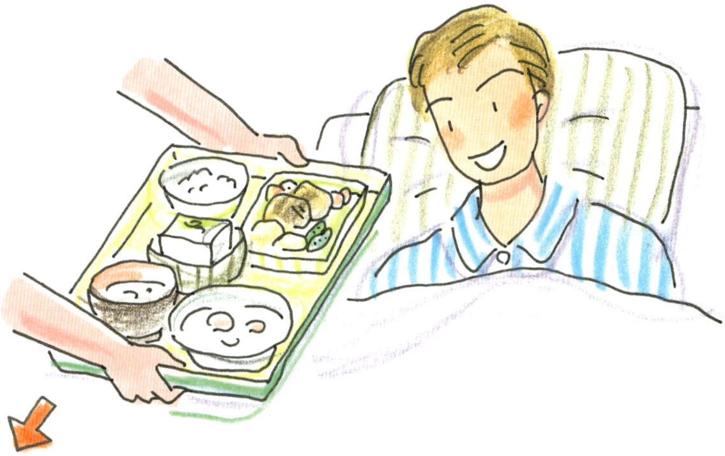

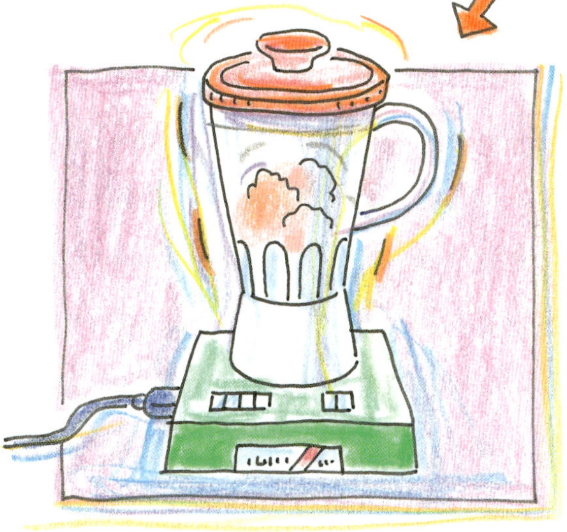

飲み物やミキサー食——温度に注意

流動物は食道から胃へ速く入るため、温度が大切。冷たすぎず、熱すぎずに気をつけて、人肌程度に温めます。

S K I L L P O I N T

ひとりで食べられる工夫を

食事用のケープで安心!

麻痺のある人、手の不自由な人などは、食事用のケープをつけると、安心ですね。ケープは、いろいろな種類のものが市販されていますが、防水性で、マジックテープで装着するものが便利。
ひとりに2～3枚用意して、一食ごとに交換して使います。

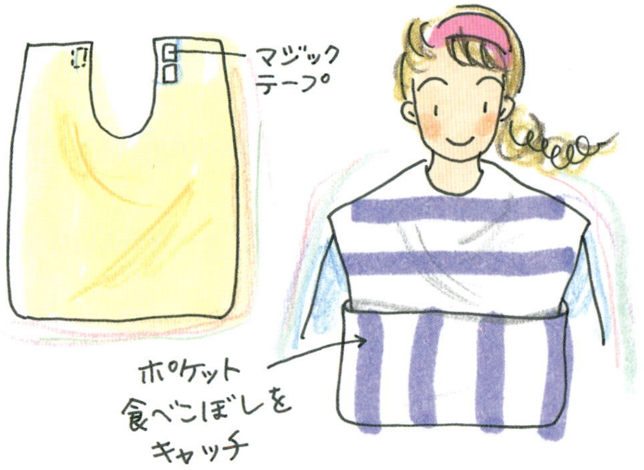
マジックテープ
ポケット
食べこぼしを
キャッチ

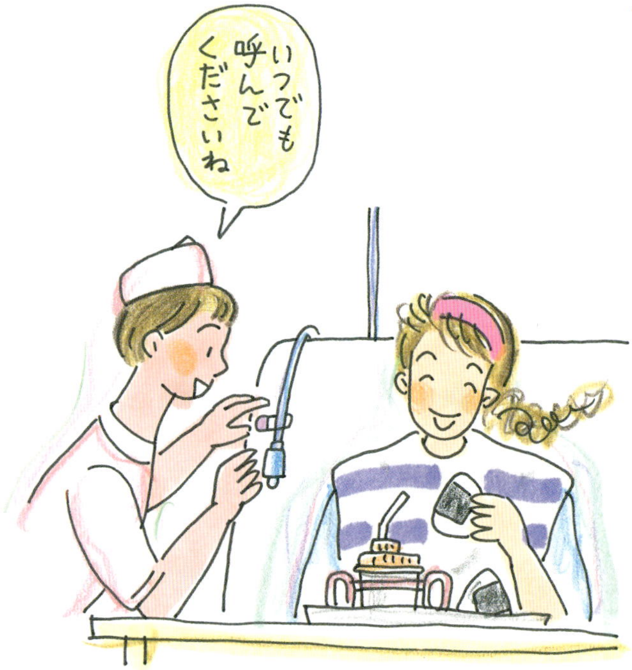
いつでも呼んでくださいね

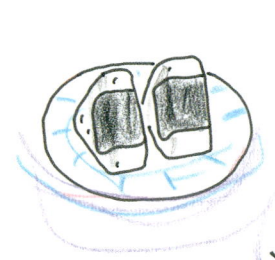

コールはピンで、固定

ひとりで何とか食べられる患者さんの場合には、側にずっとついていられないこともあります。ベッドサイドを離れる時は、コールをピンで固定し、
「いつでも、呼んでくださいね」
のひと言を。食器を落としたり、急に気分が悪くなった時、すぐにナースを呼べるようにしておきます。

ごはんは、
おにぎりにしてみます

手の動きに不自由のある人には、おにぎりが便利。魚や肉、煮物も一口サイズにほぐしておくと、食べやすくなります。おかずをほぐす時は、患者さんの目の前で。ほぐしてからの配膳は、見ばえが悪く、食欲が出ません。

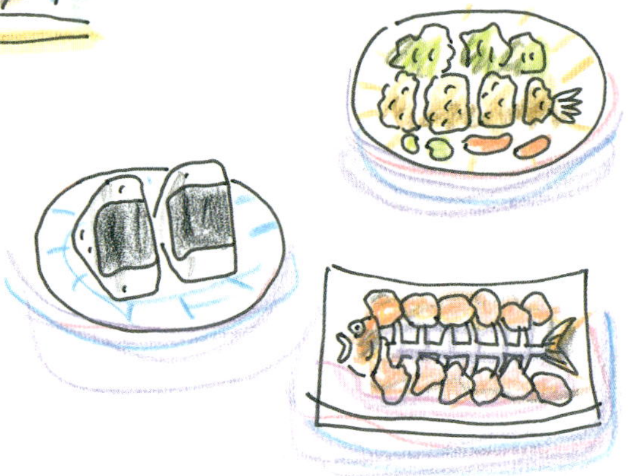

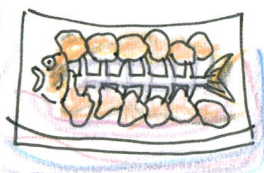

食器やお盆、すべらない工夫

お盆の下にふきんをしいたり、食器の底を吸盤で固定すると、すべらなくなります。
スプーンやフォークで、うまく食物をつかめない人には、皿にフードガードをつけると安心。すくいやすく形を工夫した食器も市販されています。

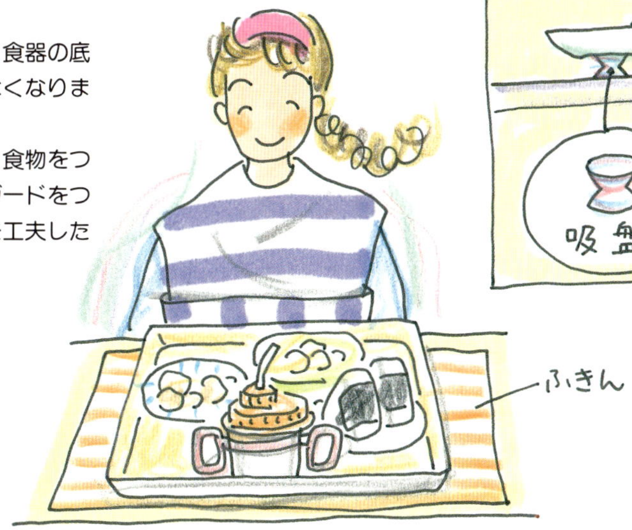

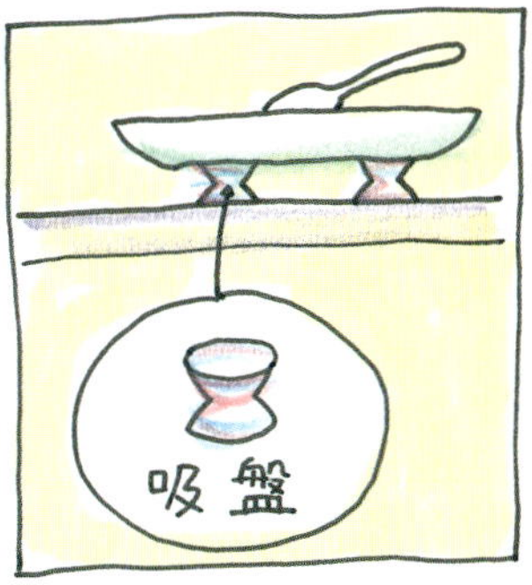

器具しだいで、自立できます

柄を太くしたり、手首に固定するタイプのスプーンやフォーク。吸い口やストローがつけられる、中身のこぼれないカップ、etc。手に不自由のある人が、自分で食事をするためのさまざまな器具が工夫されています。
患者さんに合った器具を選びたいもの。

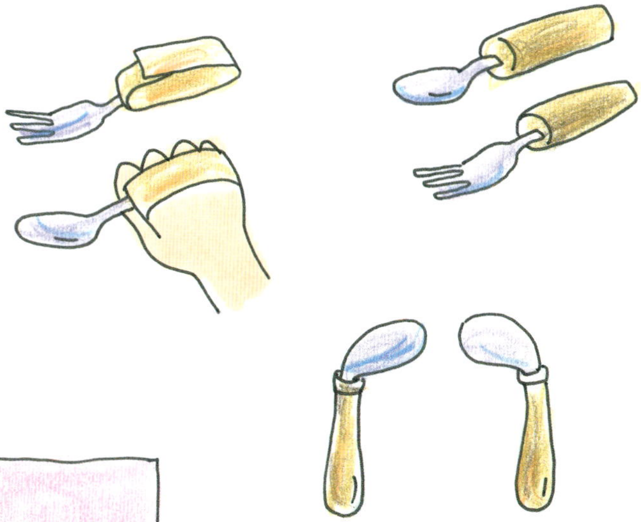

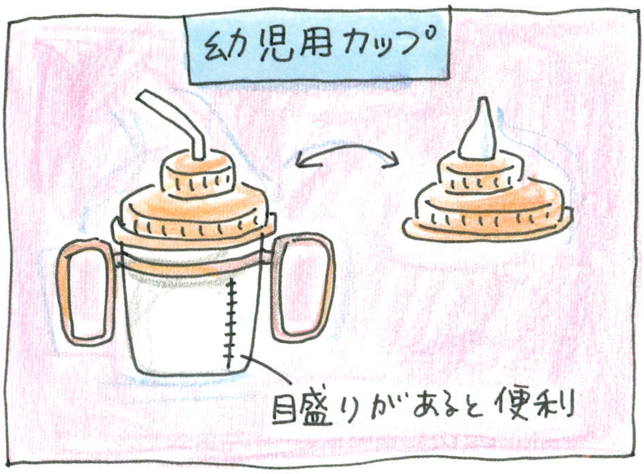

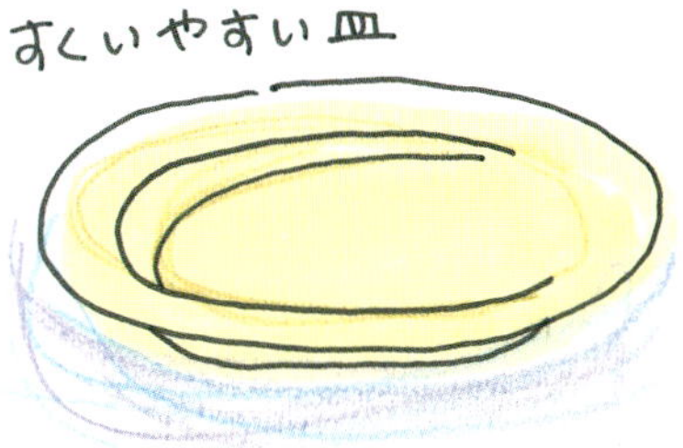

食べられない悩み、受けとめて

「点滴うってるから大丈夫」!?

「どうも、食欲が出なくてねえ…」

患者さんの訴えに、

「大丈夫よ！　点滴うってるから」

とAナース。

患者さんにとって、食欲は回復のバロメーター。点滴でカロリーは足りていても、〝食べられない〟不安は、〝治らない〟恐怖に直結しています。

食べられない悩みを受けとめて、患者さんといっしょに工夫していきたいものです。

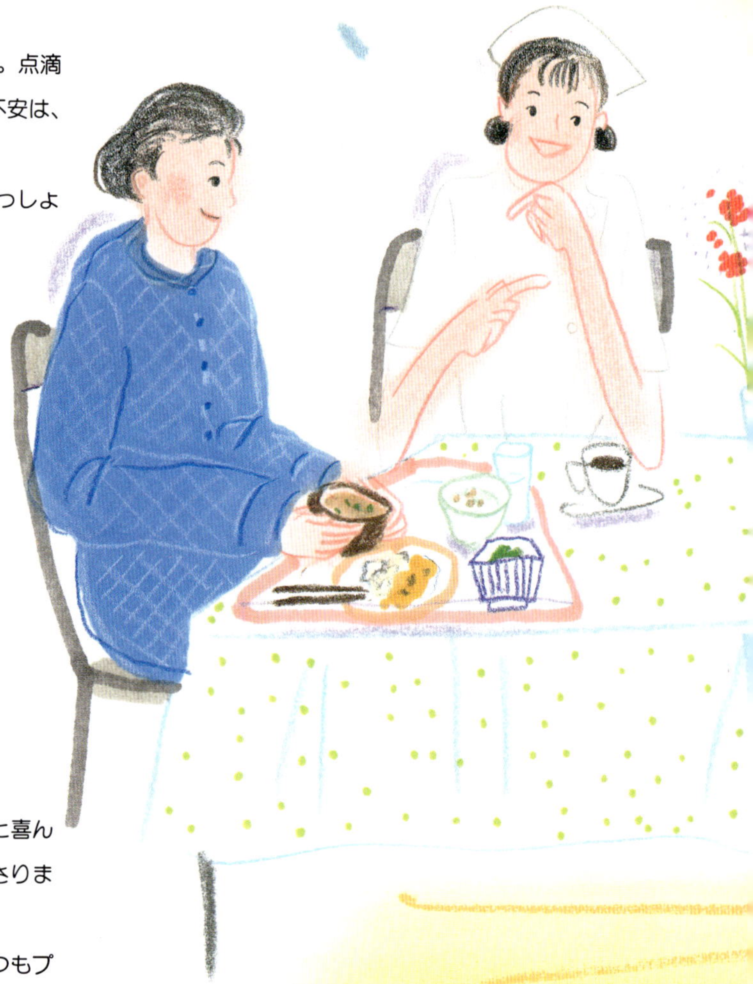

「また残したの?」は禁物

「まぁた、残したの？」

自分なりに懸命に食べ、きのうより食が進んだと喜んでいた斉藤さん。ナースのひと言が胸につきささります。

どんな患者さんにも、否定的な言葉は禁物。いつもプラスの方向、明るい方向に言葉をかけます。

「きのうより、食べられましたね」

「顔色がいいですね、食欲も出てきますよ」

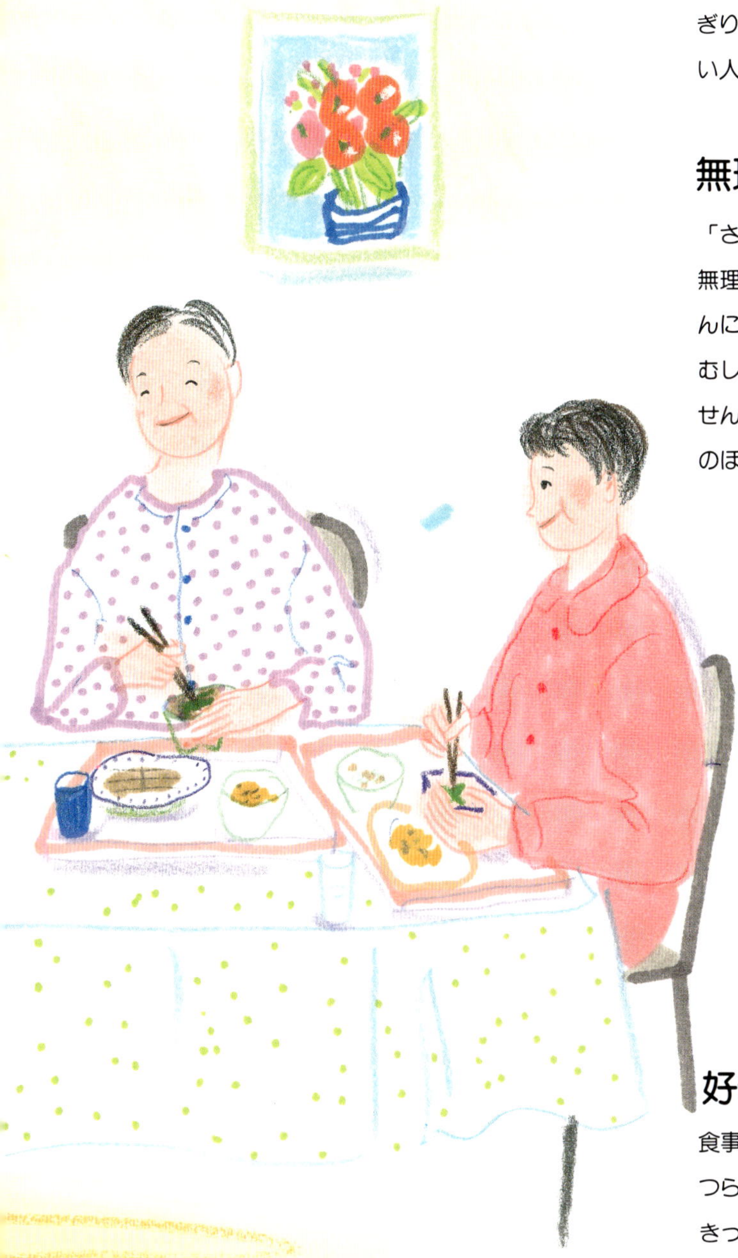

どんぶりより、小さなおにぎりにして

どんぶりのごはんを残す人でも、同じ量を小さなおにぎりにすると、案外たいらげてしまいます。食欲のない人には、少量ずつ、目先をかえてすすめてみます。

無理な励ましは、逆効果

「さあ、がんばって！　残さないでね！」
無理な励ましは、押しつけとなり、食欲のない患者さんに逆効果。
むしろ食事を離れた話題で、なごやかに談笑してみませんか？　リラックスして楽しむうちに、食事も思いのほか進みます。

好きなものを、食べられる時に

食事にはしをつけなかった田中さん。ある日、家族につられて口に入れた、ひとさじの果物が、食欲の出るきっかけになりました。
まったく食欲のない人は、好きなものを、食べられる時に口に入れ、食べられるものをみつけることが大切。〝食べられた〞自信が、回復意欲に、食欲につながります。

″病院の食事だから″と がまんさせていませんか？

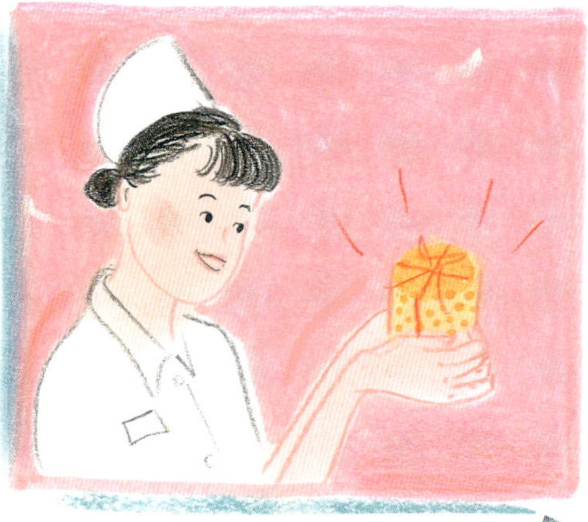

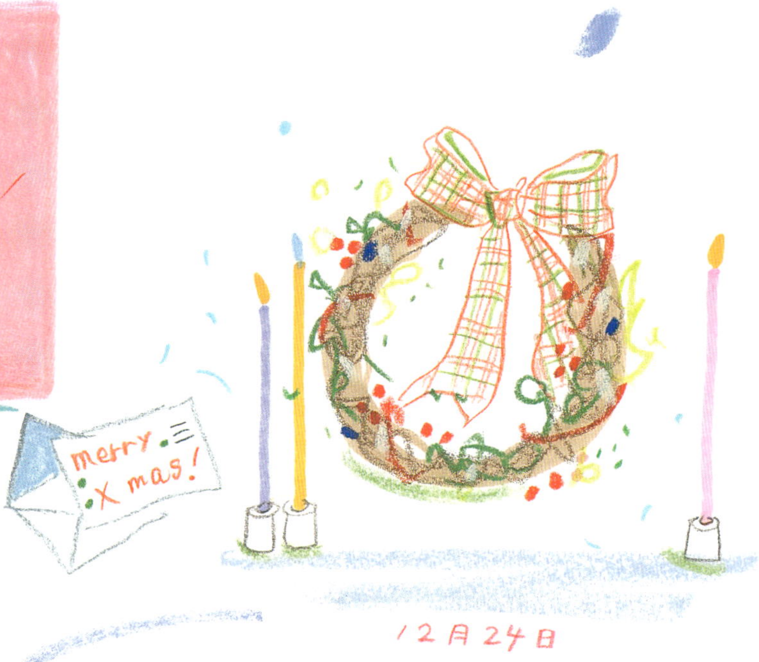

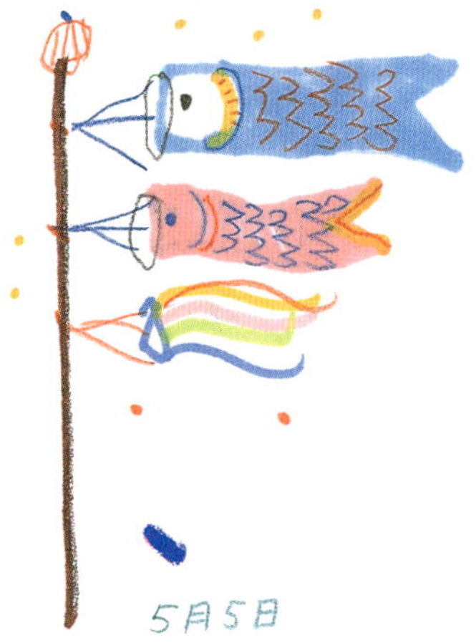

献立は、患者さんの好みをとり入れたい

ごはんが多い、味が薄い、嫌いなものが出る、etc。
食事への不満は、できるだけ受け入れたいですね。
折にふれ、栄養士の方と情報交換し、″牛乳嫌いにはプリン″ ″ごはんの量を大・中・小に分ける″ など工夫できることはあるはず。
患者さんにとって食事は、入院生活の大きな柱であり、楽しみです。″病院の食事だから″ こそ、患者さんの好みや習慣を尊重して。

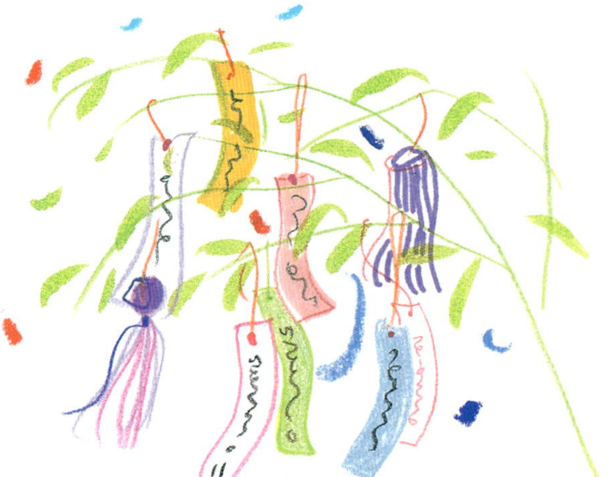

四季を楽しむ行事食

元旦のおせち料理、桜のころのお花見弁当、敬老の日のお楽しみメニュー、etc。
季節の行事に合わせた、ちょっとした献立の工夫が、患者さんの生活には思いがけないプレゼント。
子どもたちには、庭や屋上でのピクニック・ランチなども、本当にうれしいできごとです。

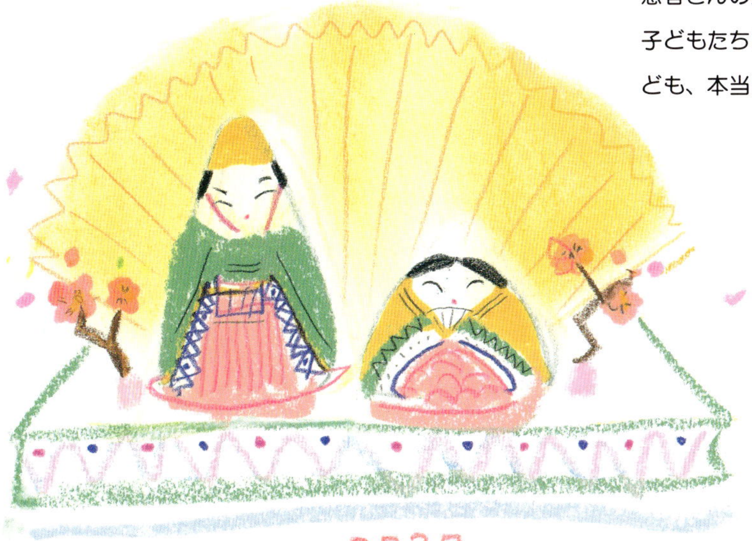

3月3日

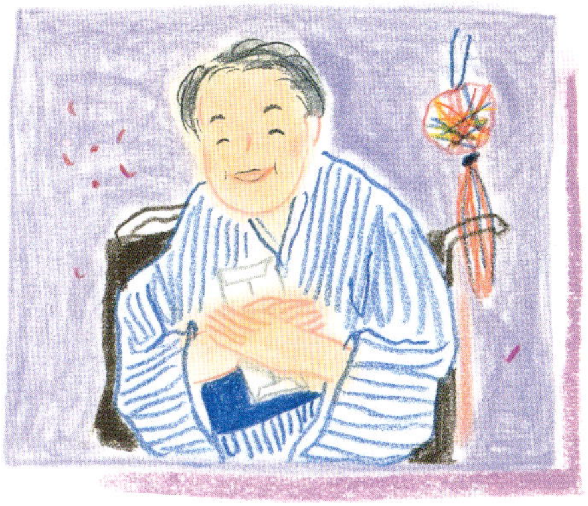

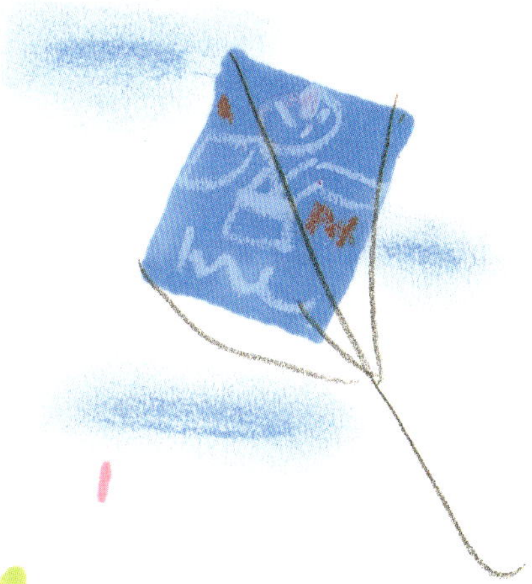

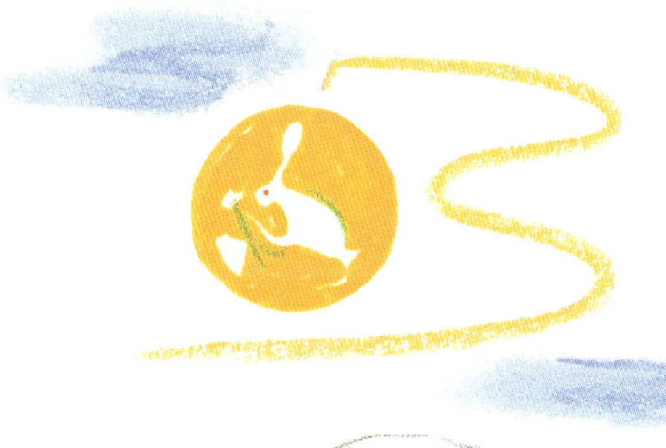

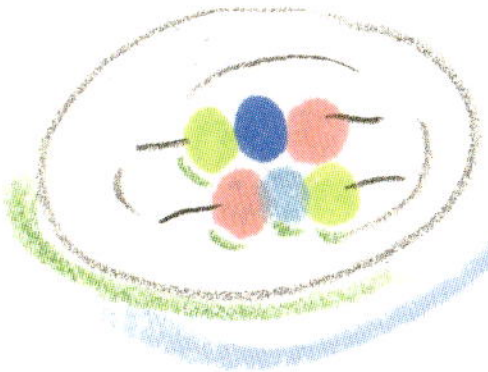

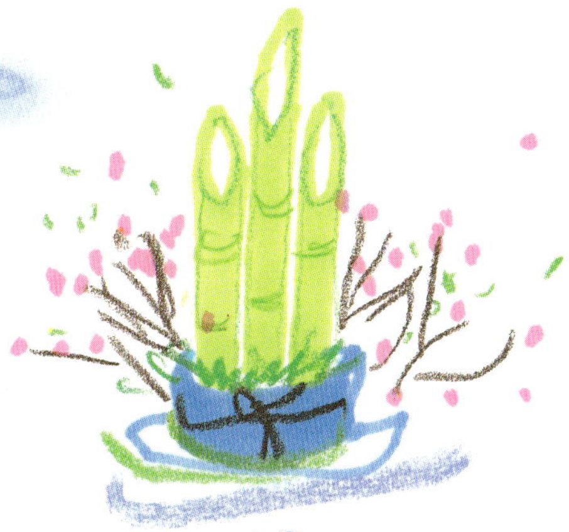

1月1日

治療食への不満は
いっしょに解決

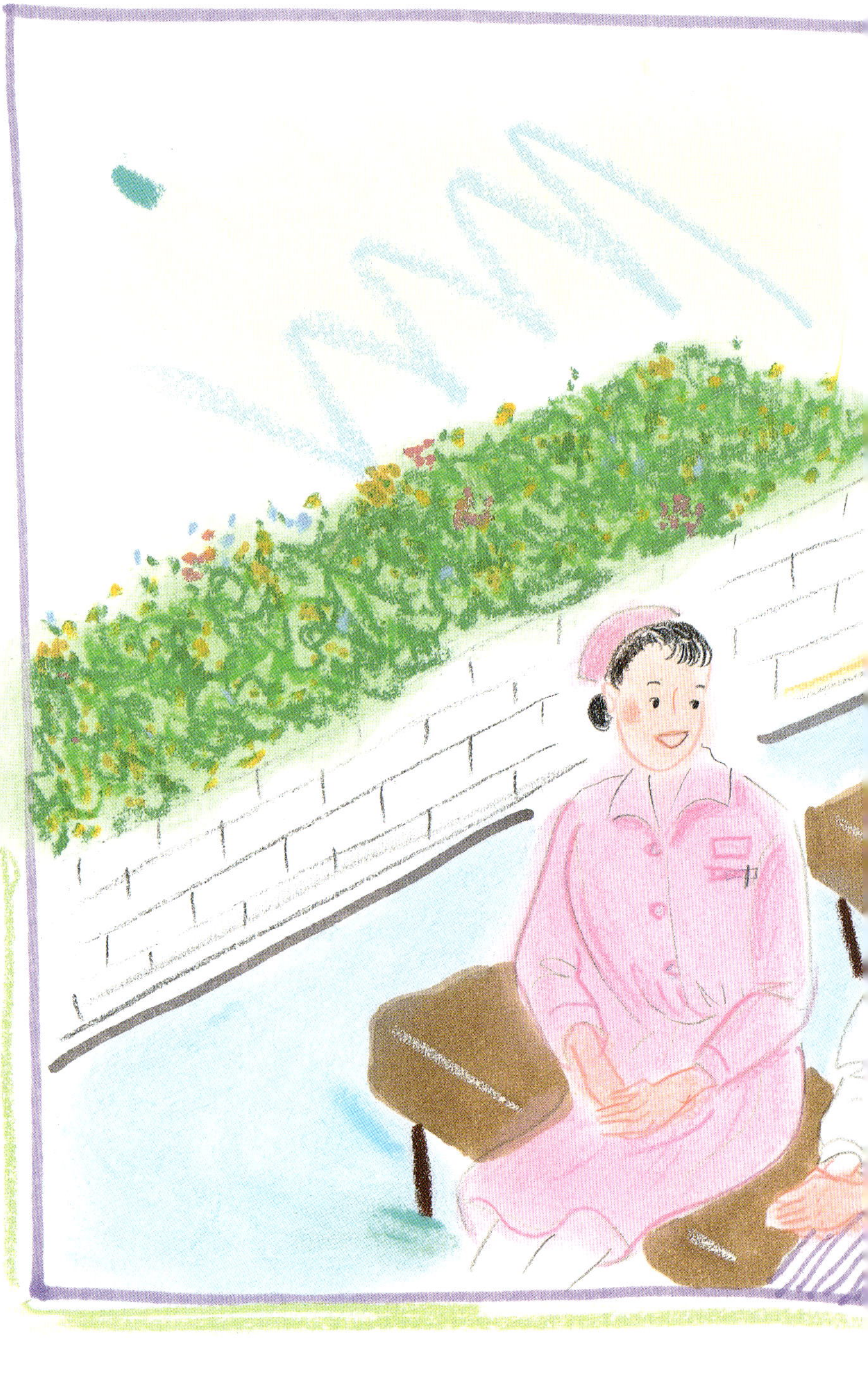

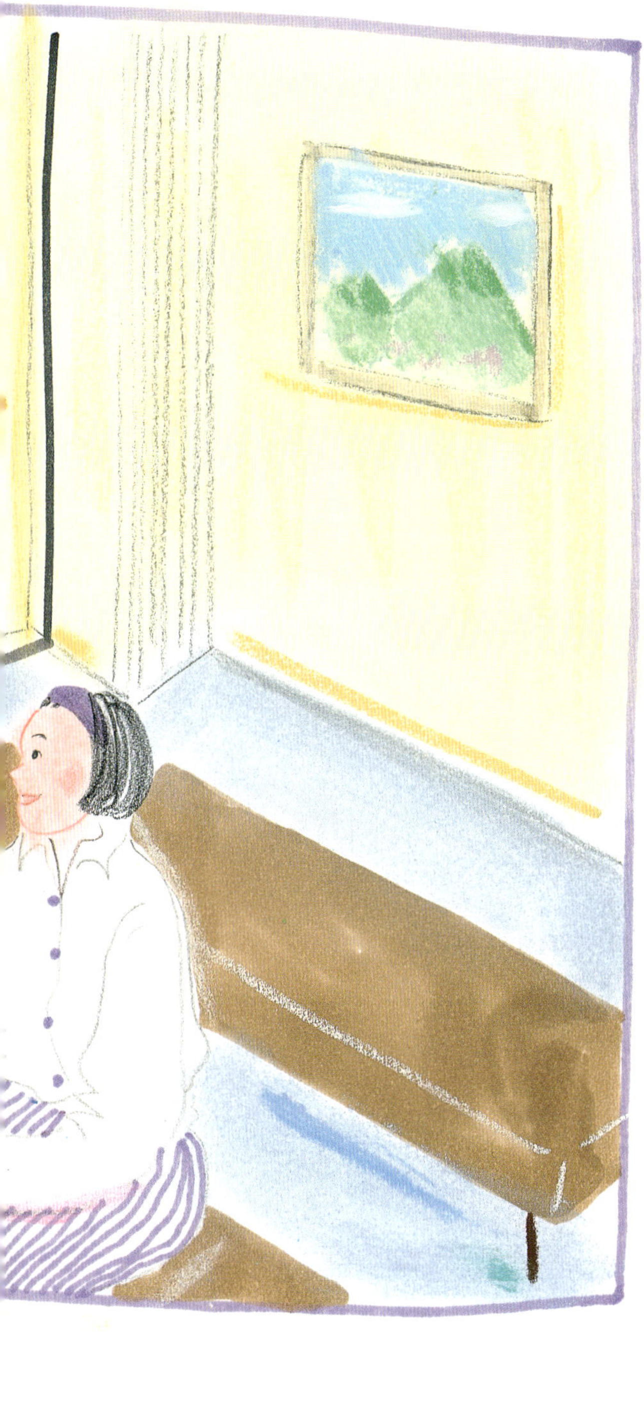

治療食の人には、十分に説明

〝味が薄い〟〝好物が出ない〟〝隣の人とメニューが違う〟など、治療食の人は食事への不満を抱きがち。なぜ、治療食が必要なのかを折にふれてよく説明し、納得していただくことが大切です。
また、説明するだけでなく、実際に患者さんが出したものを食べているかどうか、確認することも必要。食べていない場合は、おいしく食べられるよう、いっしょに工夫していくアプローチを。

減塩食に、こんな工夫

減塩食の場合、まず無塩で調理し、食べるときに許容量の塩やしょうゆをかけるのも、ひとつのアイディア。調理後にかけたほうが、塩分を強く感じ、満足感につながります。塩味を自分でつけることで、許容量を自分の目で確かめ、身につけていくことにもなります。
減塩の献立中、1～2品をふつうの味つけにし、満足感を高める方法もあります。

経管栄養の患者さん――はりあいのない気持ちを受けとめて

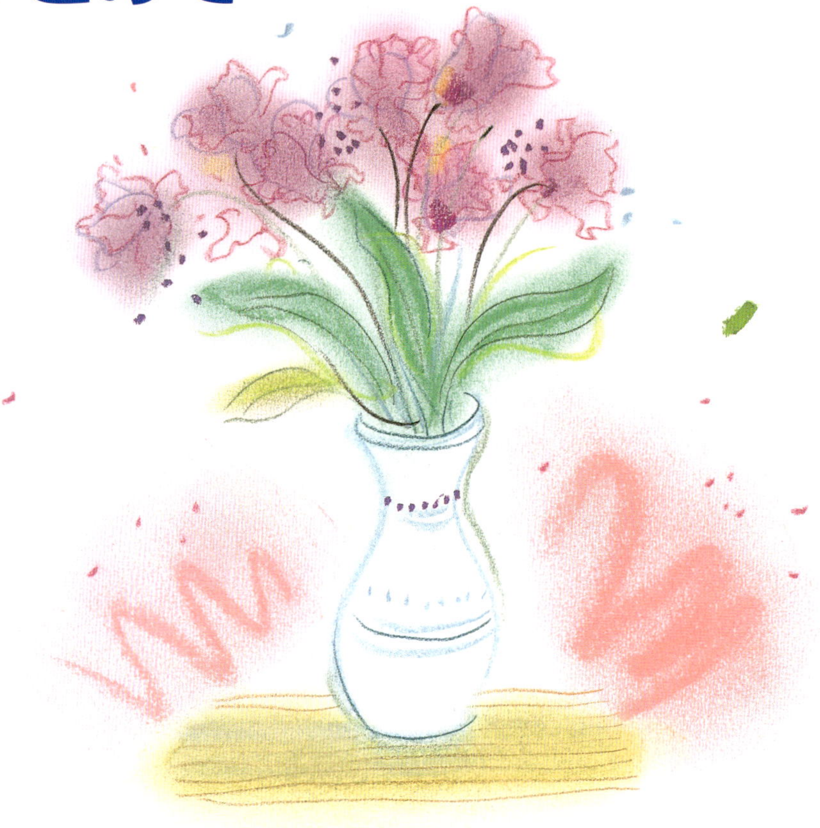

納得していただくことが大切

「すぐ抜いてくれっ！」

経管栄養に切り替えたばかりの村田さん。管への違和感を訴え続け、とりあわないナースを、ついにどなりつけています。

経管栄養を実施するにあたっては、患者さんによく説明し、必要性を納得していただくことが大切。〝やらされている〟気持ちがあると、挿管の苦痛は何倍にもなります。

苦痛へのねぎらいを忘れずに

注入物を運んできたＡナースは、

「すんだら呼んでね」

と、小走りに立ち去ります。

経管栄養の人は、〝食事をした〟満足感に乏しく、あじけない思いを抱いています。

「お食事ですよ」

と声をかけ、注入中はだれかがつきそうと、なごやかな雰囲気になりますね。

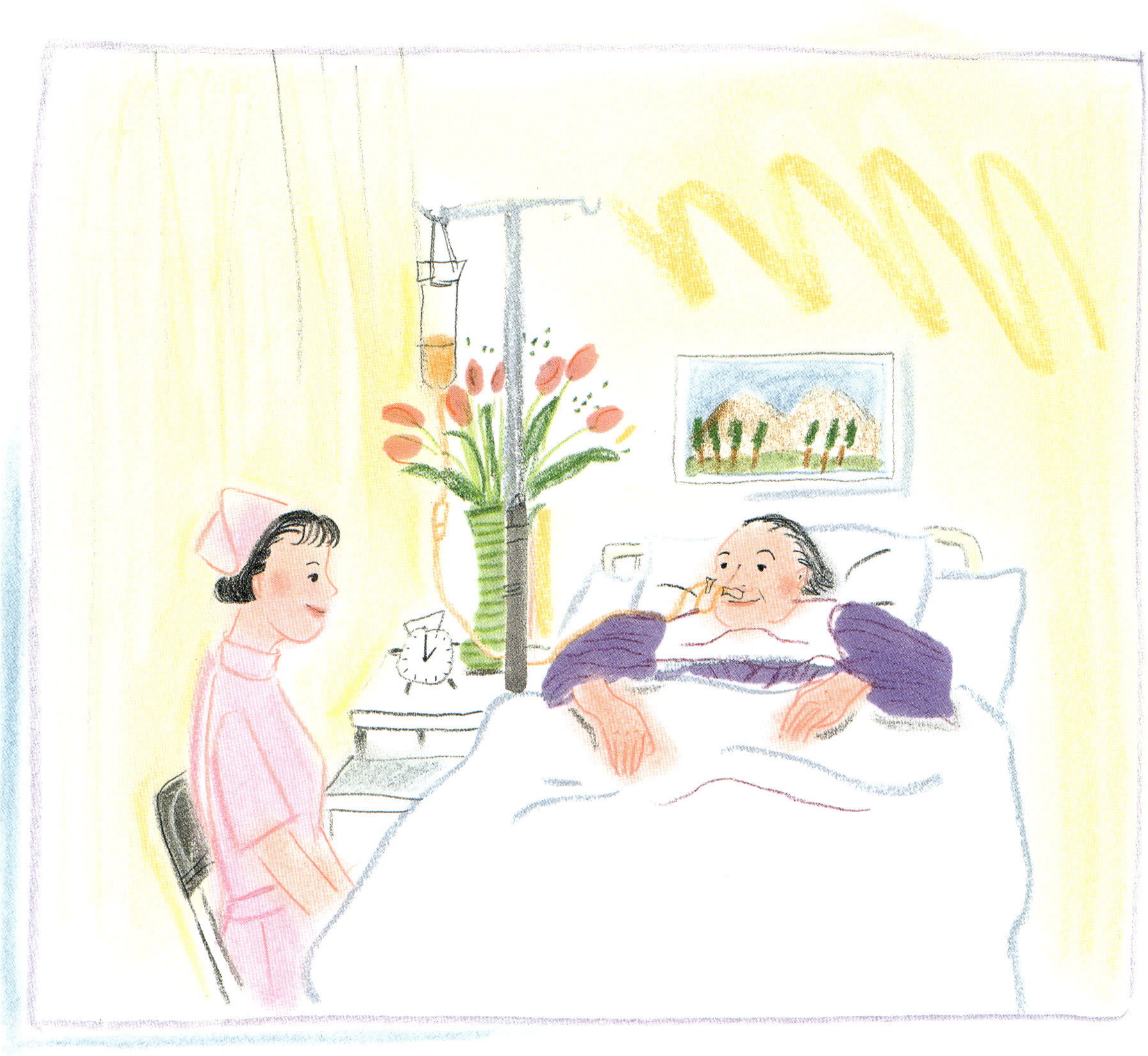

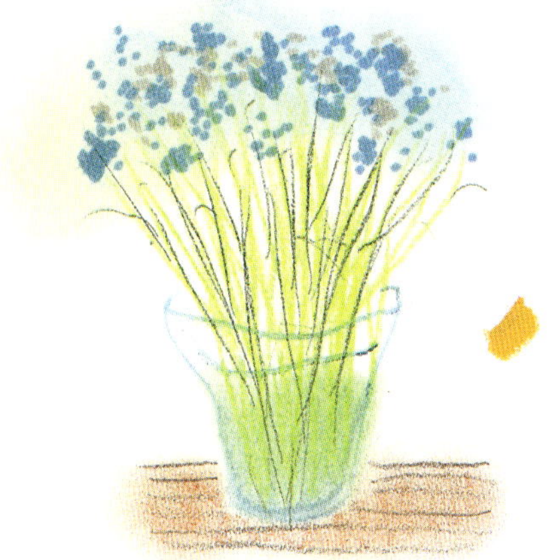

“口から食べたい”という願いには、援助を工夫

“口から食べたい” という思いは、人間の本能的な強い願い。

“流動物を少し口にふくむ” “好物を口に入れ、かんで出す” などの方法で、できるだけ患者さんの願いを受け入れます。

口に入れて味わうことで、胃液の分泌を促し、注入物の消化・吸収を助ける、といった効果も期待できます。

SKILL POINT

経管栄養のスキル

挿入に敏感な人には

胃管の挿入に敏感な人には、キシロカインゼリーなどを用い、嚥下運動に逆らわないよう、ゆっくりと入れます。管の先が飲み込めたら、手早く、胃部の長さまで挿入します。自分でゆっくりと飲み込むほうが楽な人には、せかさないようにします。

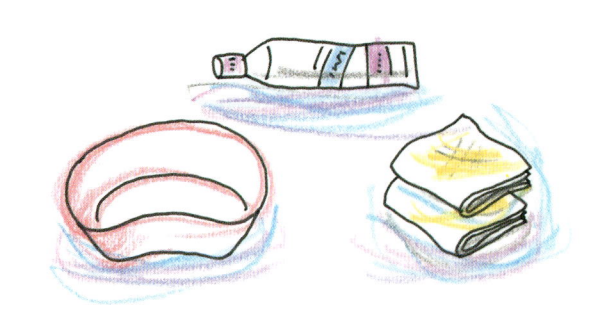

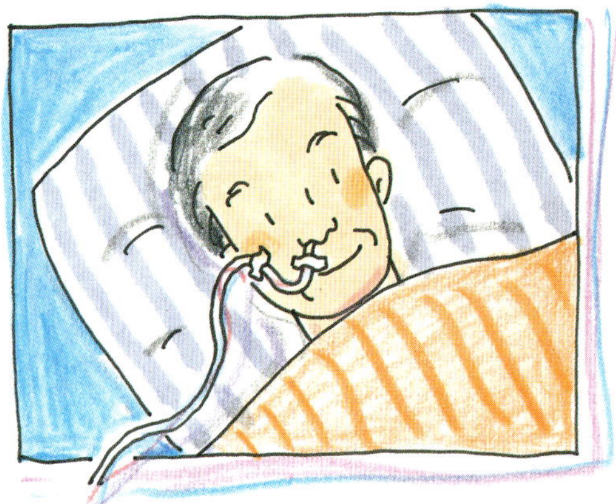

チューブの固定は、見ばえよく！

せきやくしゃみの時、体動や会話のたびに、チューブが出たり、入ったりしていることがあります。チューブの固定はしっかりと！

絆創膏の位置は患者さんの希望をとり入れ、はさみで切って、すっきりと貼ります。話しづらい、呼吸しにくい、口先や鼻翼が痛い、といった位置はダメ。見ばえが悪いと、患者さんは、気分まで不快です。

挿入位置は、正確に確認します

食物を注入する前に、チューブの先が胃の中に入っていることを必ず、確認します。

注射器で、チューブに空気を注入。聴診器を胃部に当て、ブクブクという空気音が聴きとれたら、チューブの先は胃内にあります。

チューブからの吸引液をリトマス紙につけ、青が赤くなったら酸性。胃液の確認でもOKです。

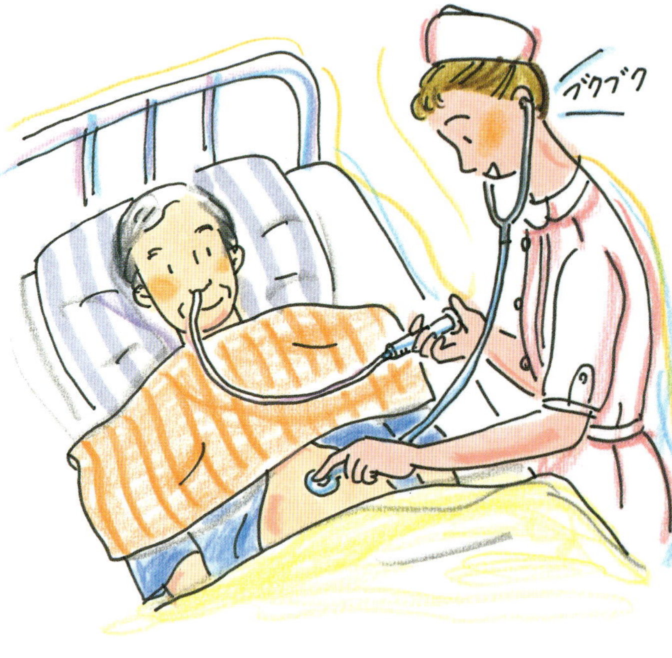

注入物の温度は、何回も確認

熱すぎるもの、冷たすぎるものを胃に注入すると、胃腸がただれたり、ショックを起こすことがあります。注入物の温度は、38℃程度。適温で注入されているかどうか、何回も確認します。

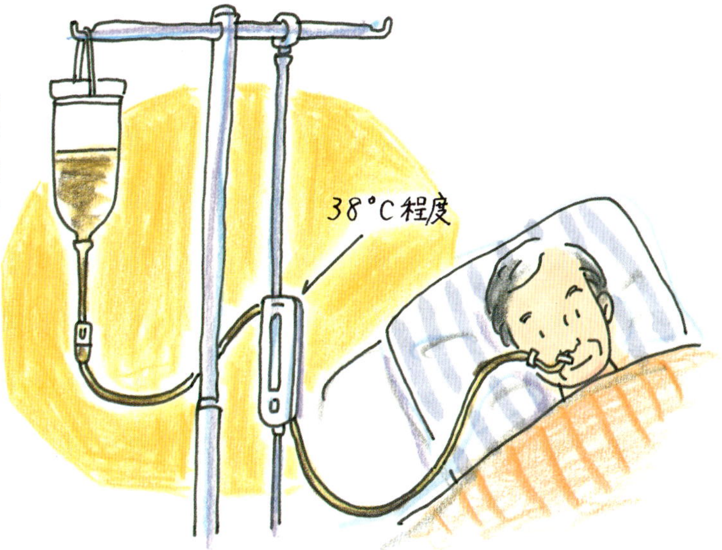

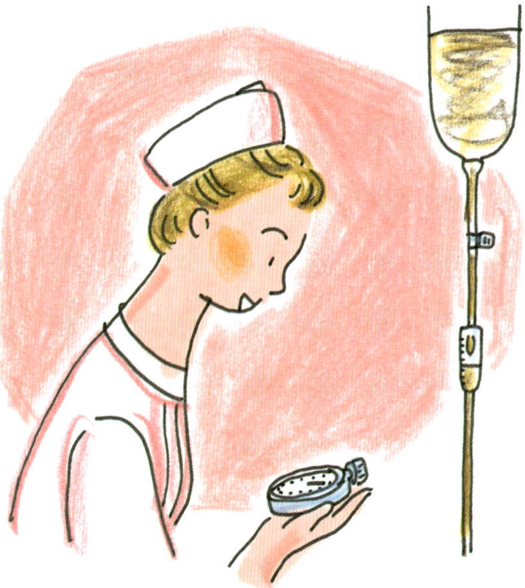

速すぎる注入は、下痢のもとに!

食物の注入速度は、ゆっくりと。急に多量の食物が胃腸に入ると危険！　下痢や腹痛を引き起こします。反対に、ゆっくりすぎると、患者さんが疲れてしまうことも……。

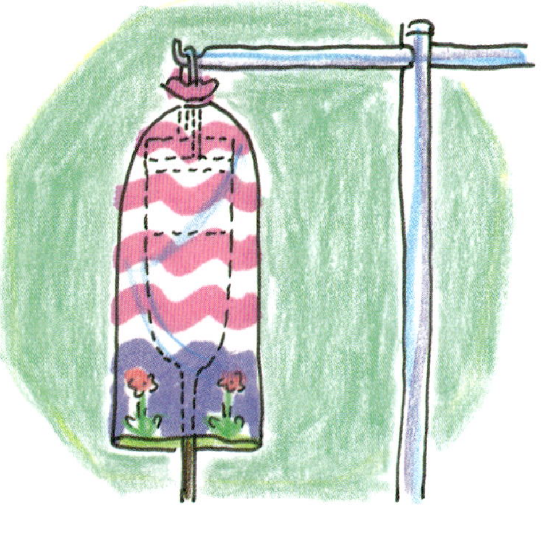

〝おいしそうな〟色への心づかい

どす黒い液体、原色の流動物が、自分の胃の中へ入っていくのを見ていると、気分が悪くなる人がいます。注入物の色が悪い時は、カバーで覆って。〝おいしそうな〟 色への心づかい。

PART[5]

自由時間を快く

Comforting Patients

単調なひとときも
ナースの工夫で
快く

心地よく昼寝からさめると、いつのまにか、カーテンが引かれ、日ざしがさえぎられている。いつも見守るナースの目、ナースの手が患者さんに安心と励ましを運んでいます。

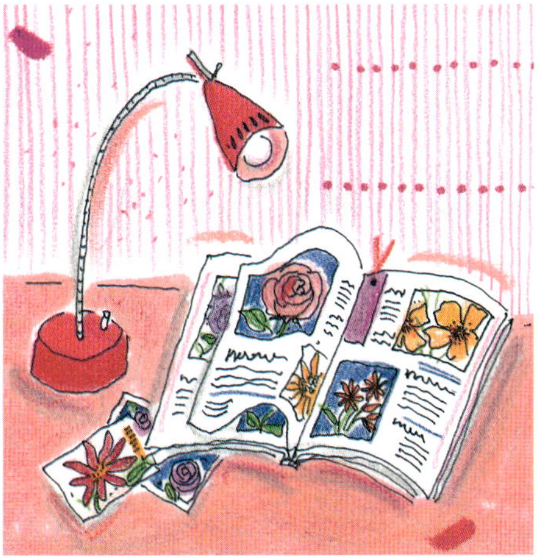

Checking points

チェック・ポイント

- ●とくに用事がなくても、病室を訪れることがありますか
- ●室温や日ざしが、患者さんを不快にしていることはありませんか
- ●患者さんは、ハリのある毎日を過ごしていますか
- ●騒音にイラだっている患者さんはいませんか
- ●患者さんとゆっくり話す機会がありますか
- ●大部屋での患者さんどうしのおつきあいは、うまくいっていますか

ちょっとした気配りから患者に笑顔が

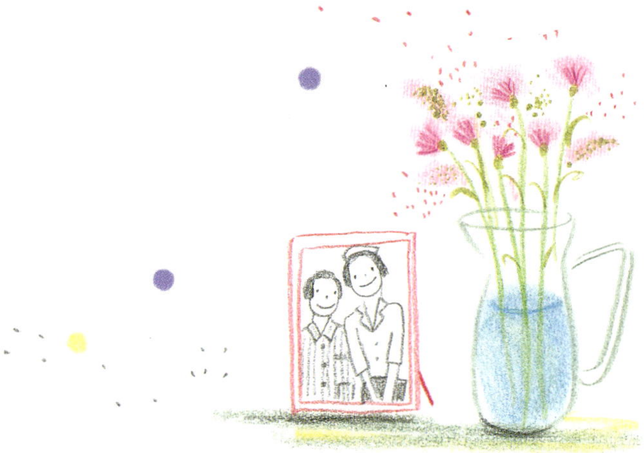

訪室したら、やさしい手と、言葉かけと

点滴ボトルの交換に訪室した、あるナース。
「冷え込んできましたね。お寒くないですか」
と声をかけ、患者さんのかけ物を整えています。訪室したら、目的を果たすだけでなく、少しでも患者さんに言葉をかけ、手をさしのべたいもの。ちょっとしたお世話が、患者さんをほっと安心させ、ナースへの信頼感につながります。

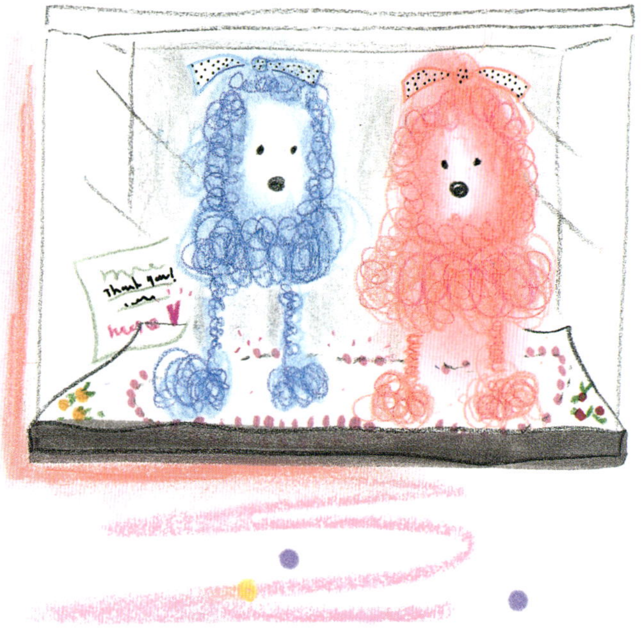

適温・適湿は人それぞれ、と心がけて

適温に調整されているはずの冷暖房ですが、Aさんは「寒い」とかけ物をかぶり、Bさんには快適…。
適温の感じ方は人それぞれです。衣類やかけ物で、こまめに調節を心がけます。
乾燥しすぎの時は加湿器を、湿気が強すぎたら除湿器を、と湿度の調節も心がけます。

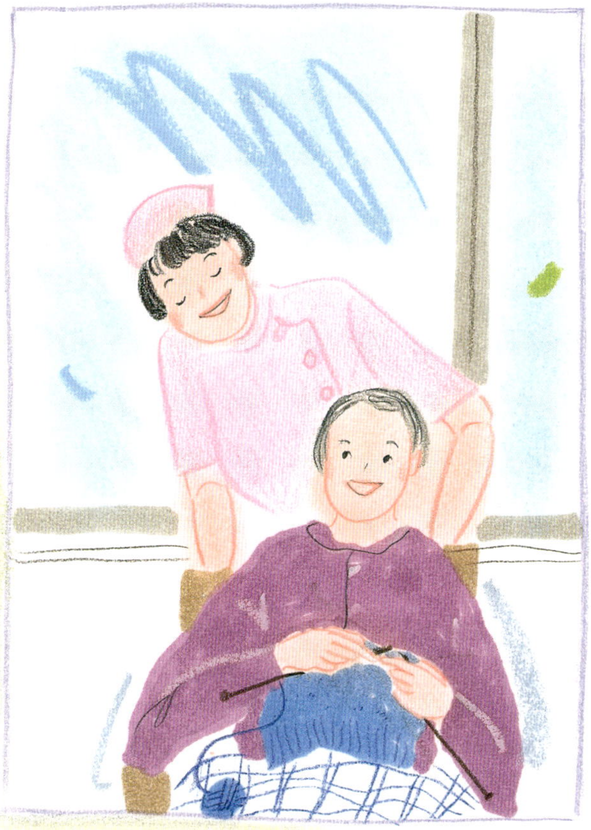

眠っている人には、妨げのないよう気をつけて

午後のひととき、患者の前田さんは、スヤスヤと寝息をたてています。
カーテンで日ざしをさえぎり、ドアの開閉もそっと。面会の方にも、眠りを妨げないようお願いし、処置もなるべく時間をずらします。眠っている方には、できるだけ妨げのないよう心づかいを。

趣味や講座――入院生活を有意義に送るお手伝い

「読みたかった本を、心ゆくまで読もう！」
「アートフラワーを楽しみたいわ」
入院生活は、病状の軽い患者さんにとっては、日常できないことにトライするチャンス。暇をもてあましぎみの人に、本の入手法、趣味や通信講座など、ナースが案内役に。

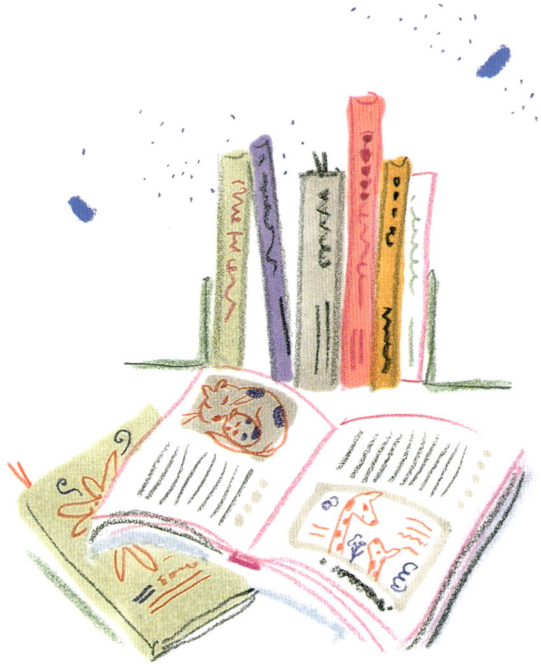

痛みは無条件に受けとめて――〝がまん〟は追放！

頻繁なコールで、痛みを訴える斉藤さん。Aナースは、
「もう少し、がまんできませんか。もっと苦しくても、がんばっている人がいますよ」
と励ましています。
がまんできずにコールする患者さんに、さらにがまんを求めるだけでは、患者さんの痛みは少しもやわらぎません。
「痛くて、つらいですね」
とまず訴えを受けとめ、必ず、何らかの対応を。〝訴えれば、必ずナースが対応してくれる〟。この安心感が、ナースへの信頼になり、痛みの軽減とも無関係ではありません。

SKILL POINT

安楽は、ほんの少しの工夫から

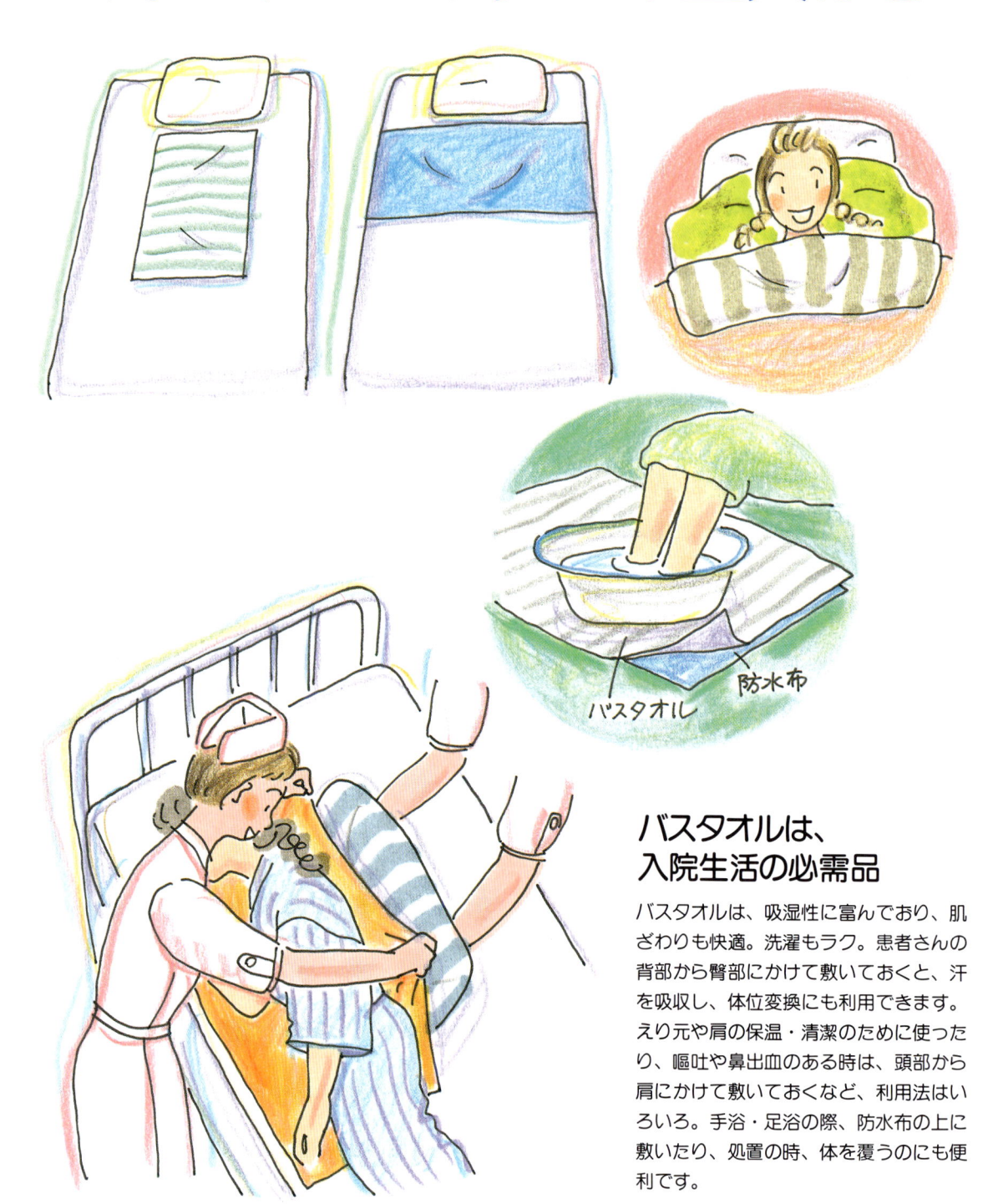

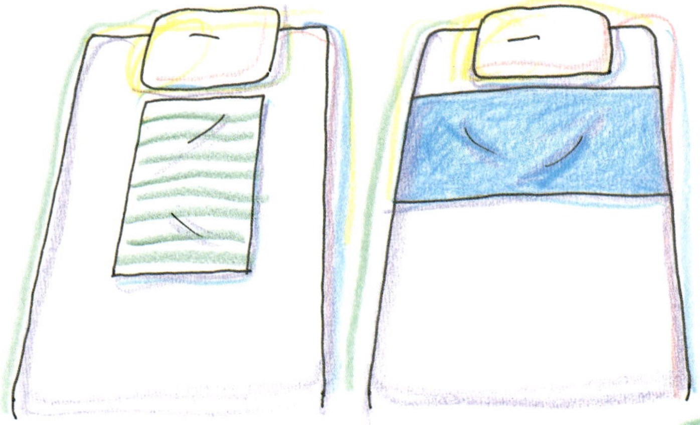

バスタオルは、入院生活の必需品

バスタオルは、吸湿性に富んでおり、肌ざわりも快適。洗濯もラク。患者さんの背部から臀部にかけて敷いておくと、汗を吸収し、体位変換にも利用できます。えり元や肩の保温・清潔のために使ったり、嘔吐や鼻出血のある時は、頭部から肩にかけて敷いておくなど、利用法はいろいろ。手浴・足浴の際、防水布の上に敷いたり、処置の時、体を覆うのにも便利です。

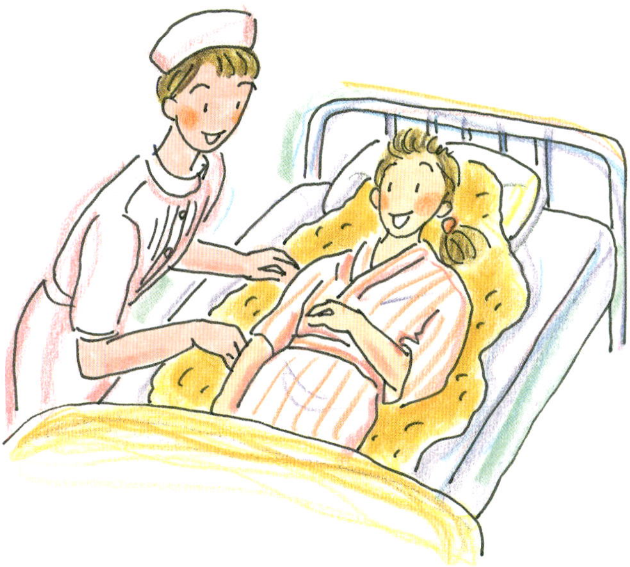

褥瘡予防には、ムートンが威力を発揮！

自分で寝返りができない患者さんは、同じ部位が圧迫されて、褥瘡ができやすいもの。こんな時、ムートン（羊皮）が威力を発揮します。

ムートンは、保温性・吸湿性・弾力性に富み、褥瘡ができにくい敷物。体位変換も、あわせて行います。できれば、予備も１枚、用意したいもの。

エア・マットレスには、吸湿性をプラス

最近、工夫された、さまざまなエア・マットレスが登場。圧迫部位は少ないものの、吸湿性に欠けるのが難点です。マットレスの上にシーツ１枚では、発汗などで蒸れ、皮膚に湿疹や褥瘡ができてしまうことがあります。

マットレスパッドを併用し、体位変換もあわせて行うことが大切です。

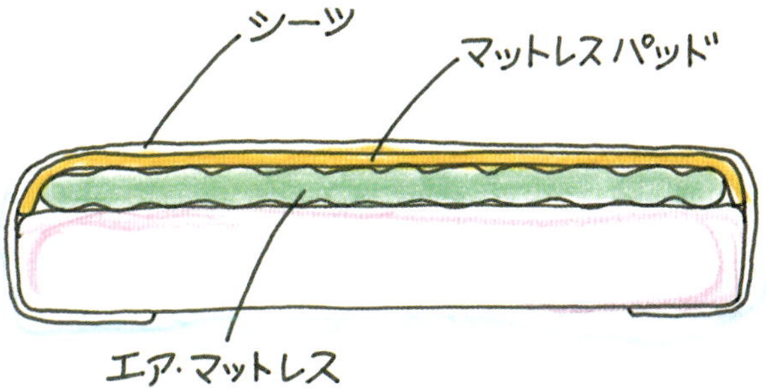

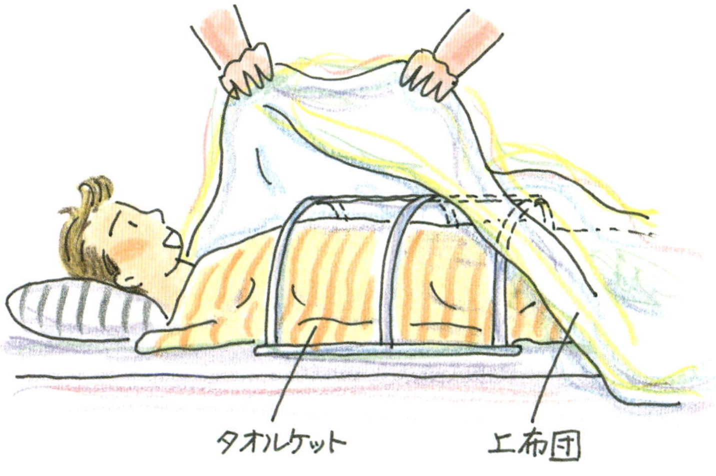

離被架の下にも、かけ物を

寝返りが困難な人に、重いかけ物は禁物。離被架などを用い、かけ物の圧迫を防ぎます。この際、離被架の下にも、かけ物をお忘れなく。保温と吸湿のため、まず、体の上に軽いかけ物（バスタオル・タオルケットなど）をかけた後、離被架の上にふとんをかけます。

術後の患者・重症患者・ギプス装着患者が、重いかけ物で呼吸を制限され、同じ部位を圧迫されることがないよう、気をつけます。

SKILL POINT

おなじみの安楽グッズ、再発見！

大小、枕は、いつでも便利

大小の枕は、いろいろな使い方ができて便利。できるだけ、サイズも豊富に、数多く用意したいもの。頭や顔の付近に使うものと、体幹部に使うものは、色違いのカバーで区別します。

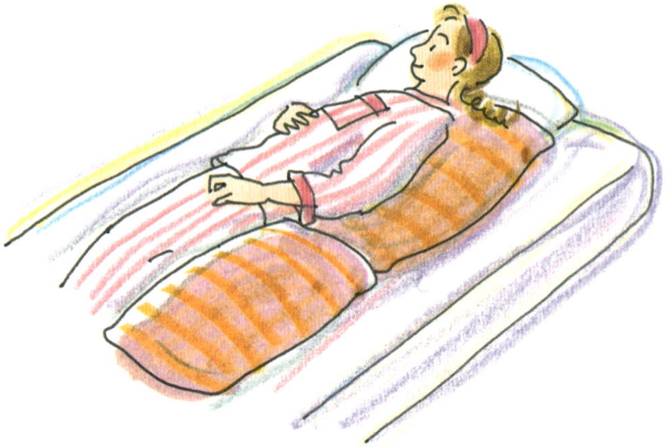

大きなサイズの枕は、側臥位の時、背部から臀部にかけて当てるなど、広い範囲の支持や固定に最適。

中ぐらいのサイズの枕は、頭部・胸部・肩部・両腕部・膝窩部・足関節部など、屈曲部・彎曲部の支持や固定に便利。

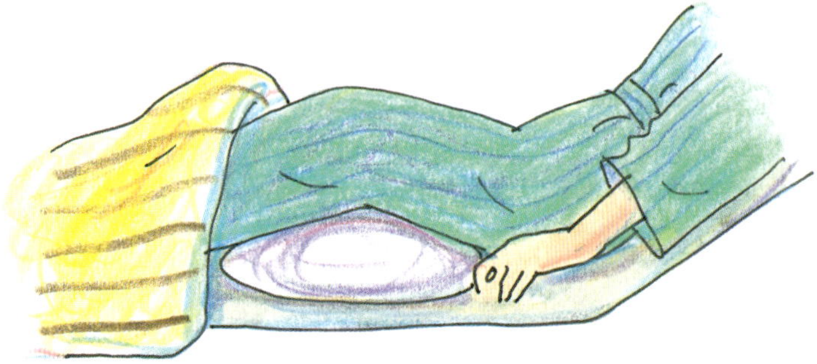

片手・片足・片方の肘関節や膝関節・腰部の支持や固定には、小さい枕を。

吸湿性のある円座やタオルで安楽な体位を

仰臥位を長く続けていると、腰部や仙骨部が痛くなります。腰部にタオルを丸めて当てたり、仙骨部に吸湿性のある円座を入れると楽になります。
同じ部位に当てるのは、２時間が限度。分散した圧迫でも、２時間をこえると循環不全が起きてきます。

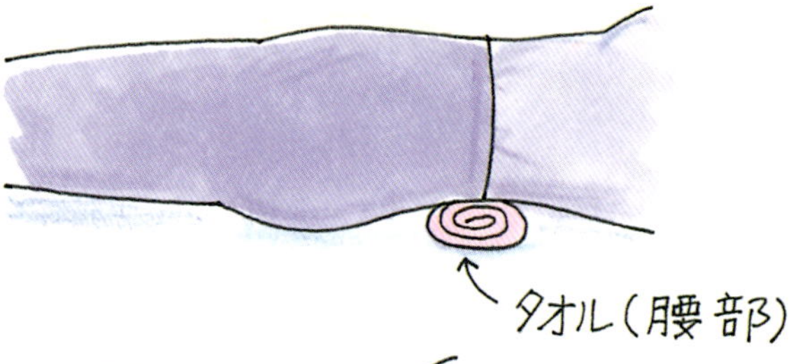

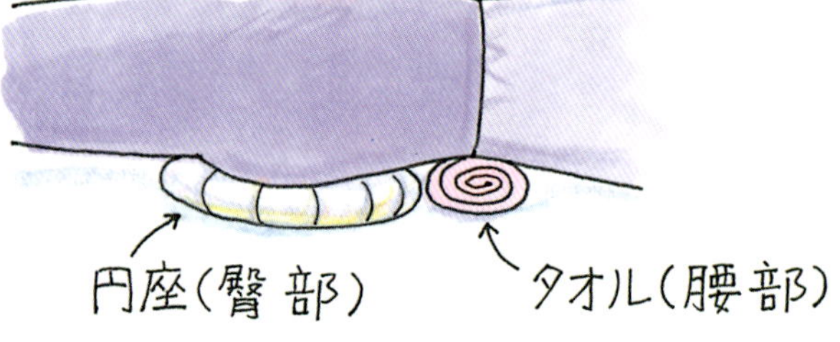

枕と円座を駆使 安楽な方法、あれこれ

枕と円座を使いこなして、患者さんに、いちばん楽な体位をみつけたいもの。好みを尊重して、援助をしていきます。

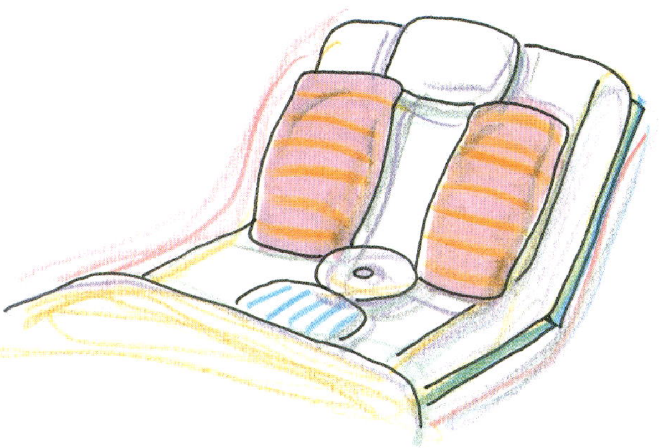

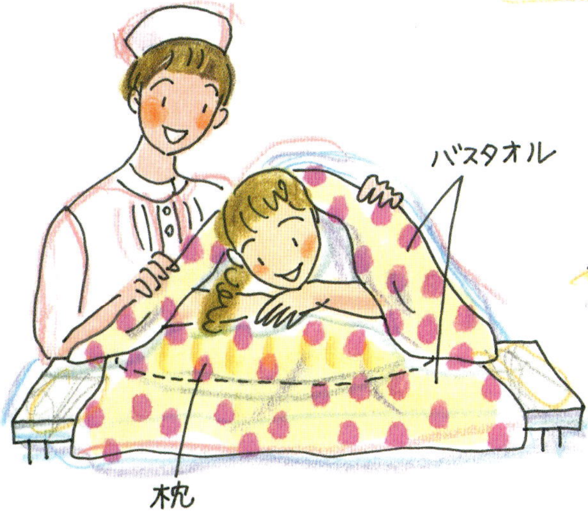

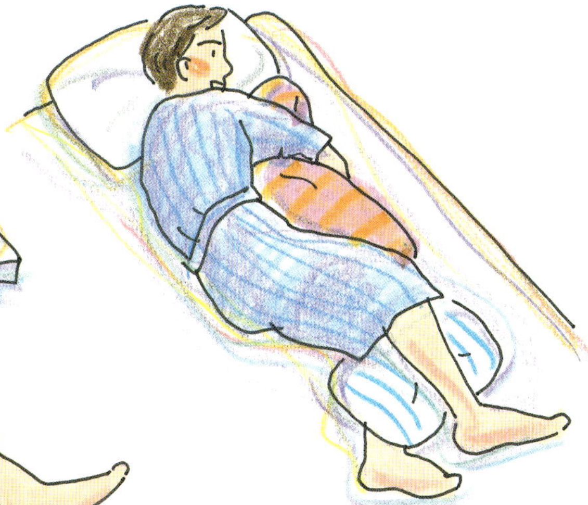

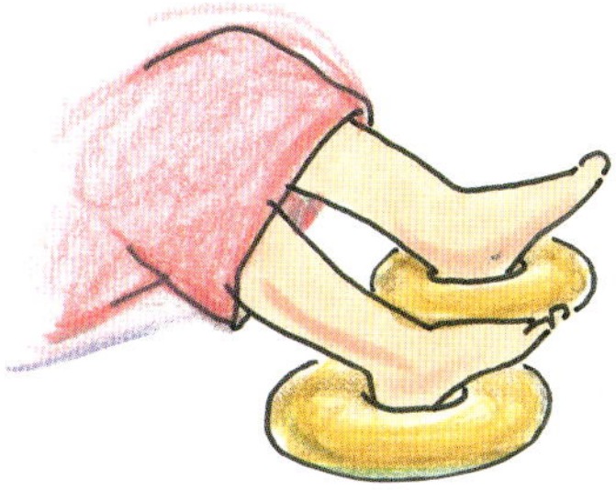

綿花円座の作り方

①青梅綿を四角に切り、ガーゼに2～3枚重ねて、広げます。

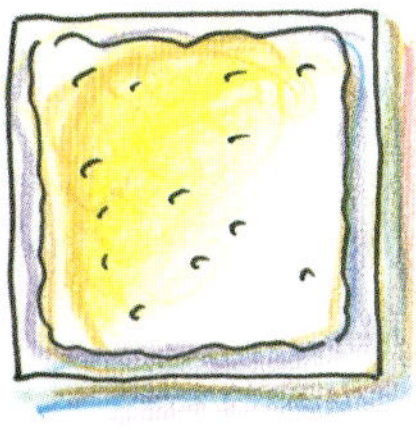

②ガーゼごと斜めに巻き、端を絆創膏でとめます。

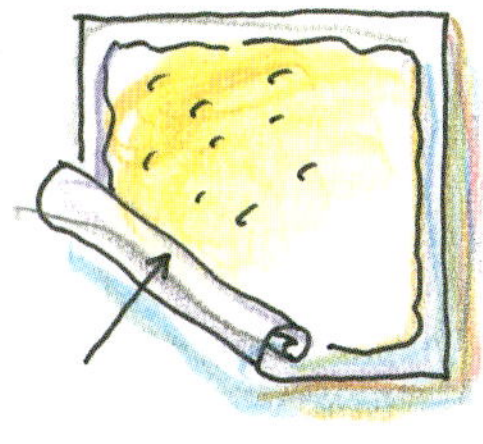

③両端を重ねて、輪にし、絆創膏でとめます。

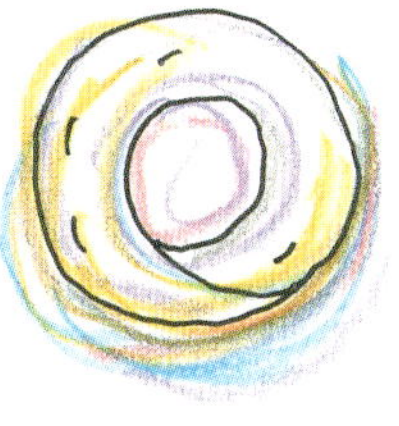

④包帯で巻くか、ガーゼで包み、絆創膏でとめて、できあがり。

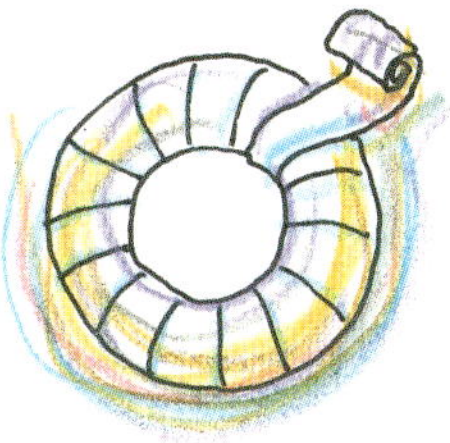

気持ちのふれあうひととき、ありますか？

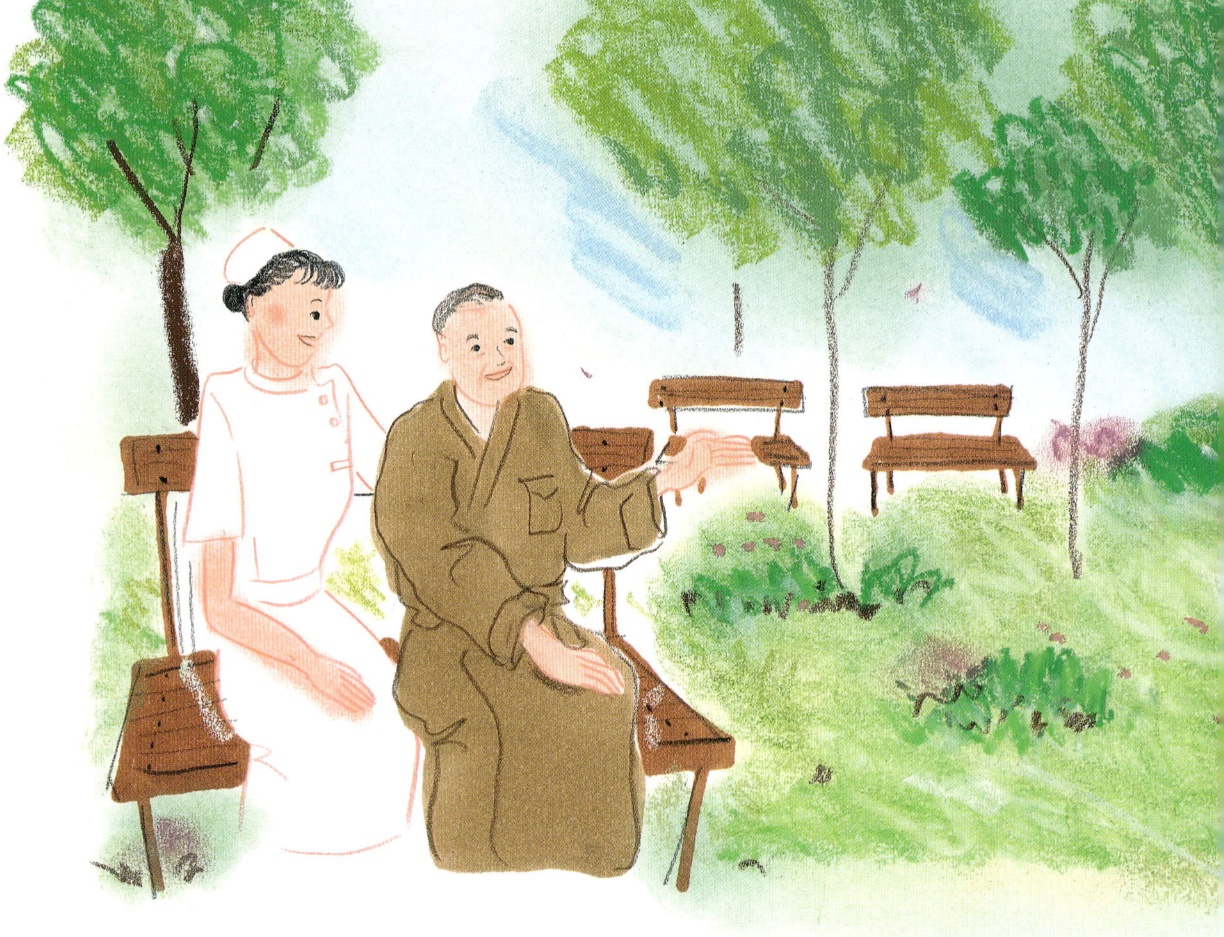

いっしょに散歩することから、意外な発見が

ふだんは時間に追われ、患者さんに通りいっぺんの対応をしてしまいがち。時には、患者さんといっしょに散歩をしたり、ベッドサイドの椅子に腰かけて、ゆっくり話す機会を持ってみませんか？
従順にがまんをしていたり、小言を言えずに不安を抱えていたり。気持ちのふれあう中から、適切なケアや、ナースへの信頼感も生まれてきます。

ユーモアが心と心をつなぎます

〝手早く、しなきゃ！　これがすんだら、あれも、これも…〟
仕事に追われ、次の手順を思い描きながら処置をしていると、心に余裕がなくなり、患者さんのようすも見えなくなります。
ほんの少し立ち止まり、心にゆとりを。会話も自然になごやかになり、ユーモアのタネもそこ、ここに。笑い合うと、患者さんとの距離も、ぐっと縮まります。

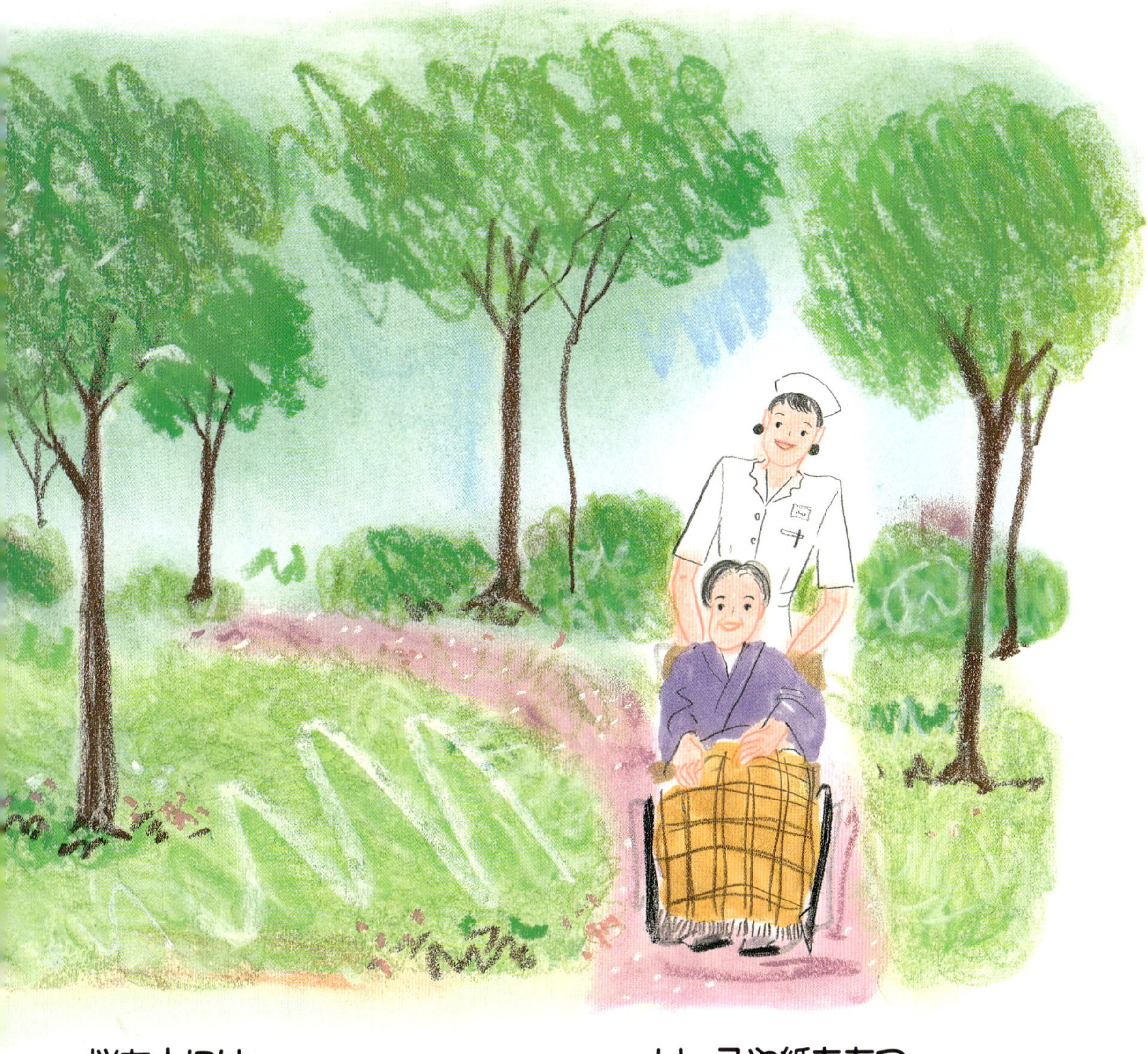

悩む人には、同じ病の人が何よりの励まし手

術後、ストーマになることが納得できず、手術を拒絶している田中さん。同じ手術を終えた森山さんと話し合ううち、しだいに落ち着きを取り戻しています。
悩む人には、同じ病の人が何よりの励まし手。健康なナースにはわからない心の機微を、共感できるのです。
同じ病の人どうしを、さりげなく紹介するのも、大切なケアです。

リースや紙おむつ——役立つ情報の提供役に

自宅療養を間近にひかえ、山田さんは、奥さんともども不安な面持ちです。
あるナースは、リースできる介護用品や紙おむつ、入浴サービスや訪問看護の情報を提供し、2人の不安をやわらげています。
入院中の患者さんに対しても、退院への援助にあたっても、ナースはいつも、役立つ情報の提供役になります。

大部屋でのおつきあい、スムーズに

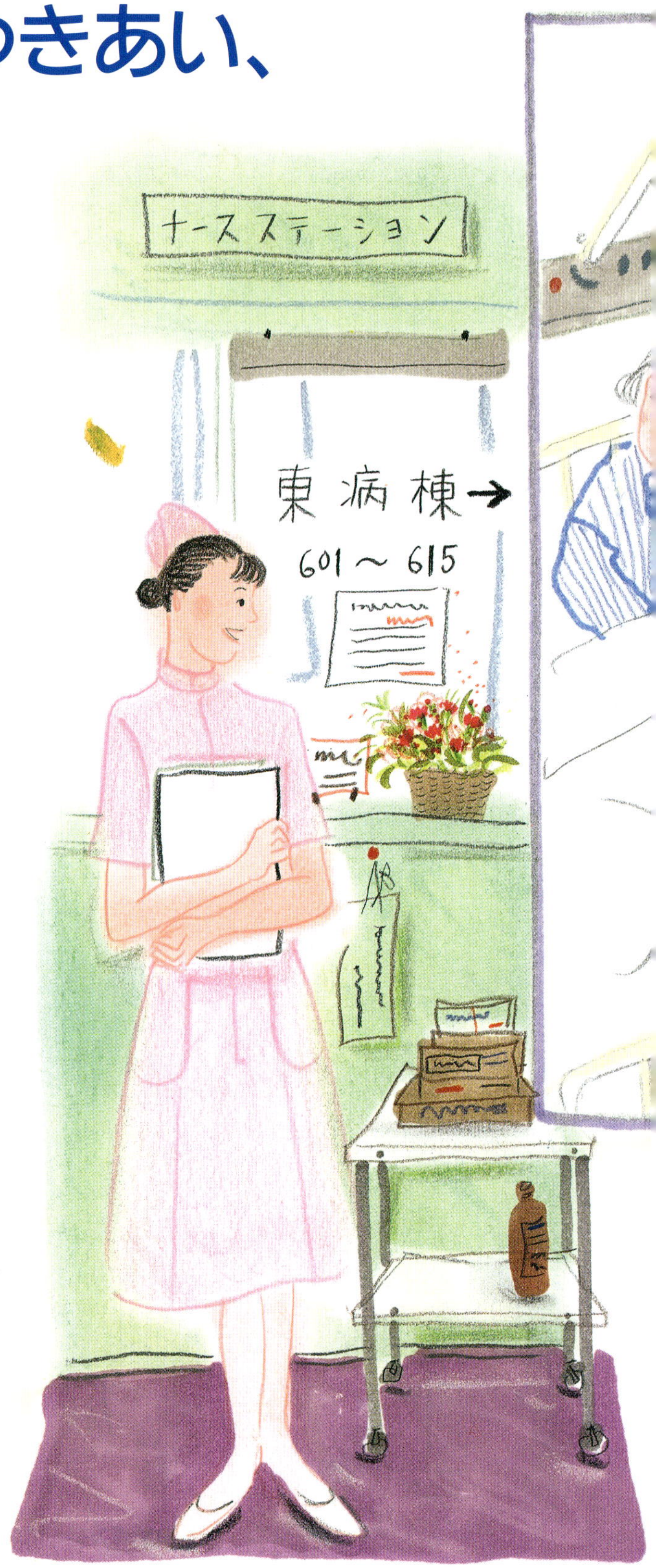

大部屋では、いつも平等を心がけます

「窓を開けてくれませんか」
ある患者さんの訴えに、Aナースは笑顔で応じ、言葉をかわしています。
窓際のほかの患者さんは、〝風が入って冷たいのに〟と少々、不満。どことなく無視されたようにも感じています。
大部屋では、いつも平等を心がけ、窓の開閉ひとつでも皆の同意を得ることが大切。ひとりに用事がある時でも、ほかの人にも言葉をかけます。

騒音は、トラブルのもと

隣の人のテレビがうるさい、呼吸器の音が気になる、いびきが耳について眠れない、etc。大部屋での騒音は、いつもトラブルのもと。
テレビやラジオの音が大きい時は、さりげなく注意したり、呼吸器は、使用前に同室の方に十分説明し、協力をお願いします。突然、起こる音は、心理的に大きく聞こえやすいもの。

お年寄り、話し好きな方、etc——ベッドの配置を工夫

お年寄りどうしを近くのベッドに、話し好きな方は、病状の落ち着いた元気な方の隣に、etc。患者さんに合わせてベッドの配置を工夫するのも、大部屋でのスムーズなおつきあいにつながります。

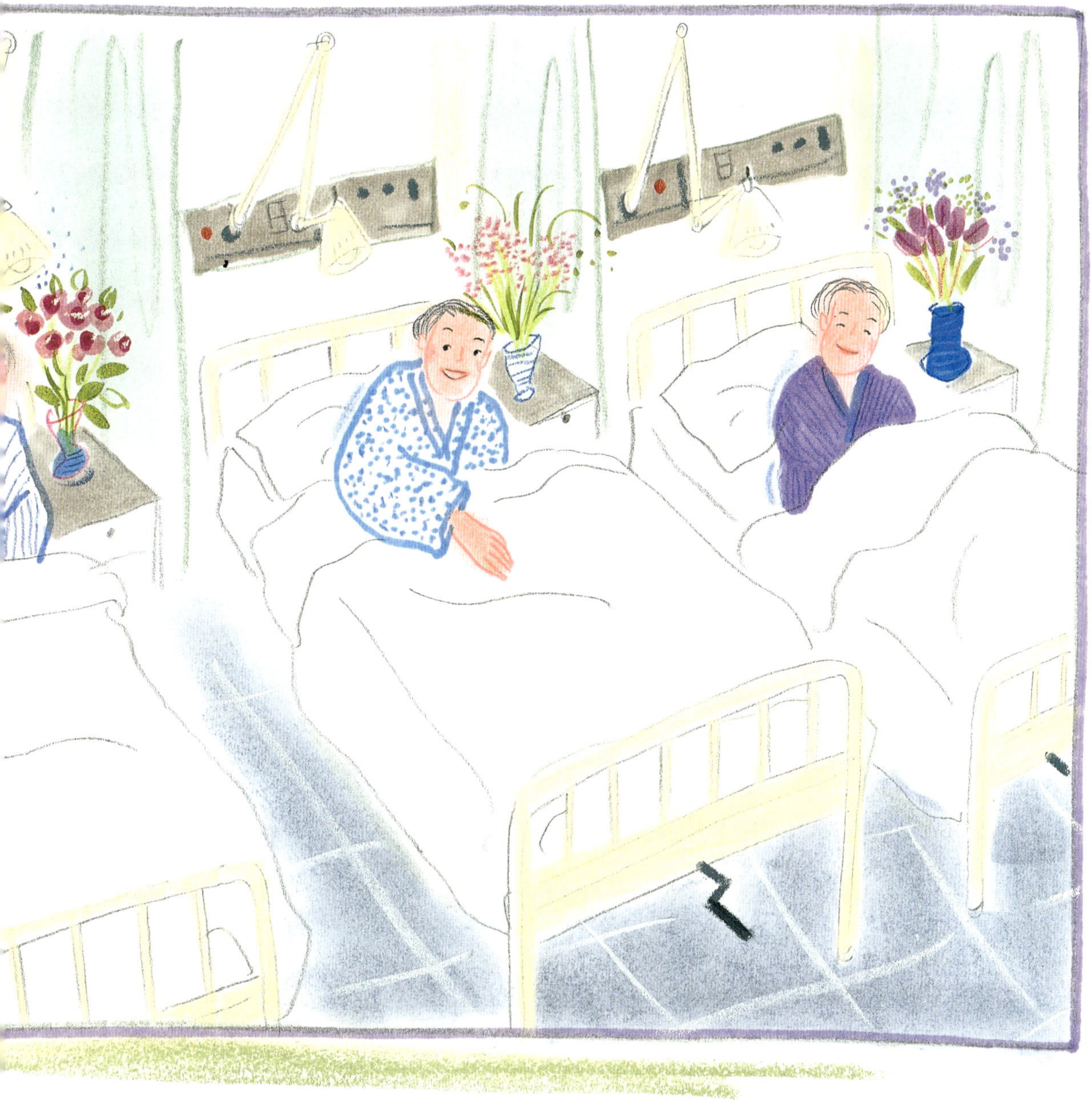

プライベートな話は、別室でゆっくりと!

「相談って、なあに？」

と、ナースに言われても、大部屋では、他の人の耳が気になり、なかなかホンネは言い出せないもの…。経済的なこと、大部屋での人間関係、仕事のこと、etc。プライベートな話は、別室でゆっくりと聞きます。

面会への心づかいも大切なケア

もうすぐ面会時間――排泄や身だしなみは？

もうすぐ面会時間。あるナースは、自分でできない患者さんに排泄の有無を聞き、身だしなみを整えてさしあげています。
寝乱れた、いかにも病人然とした姿で面会人を迎えたり、面会中、排泄を訴えるのは、患者さんにとって苦痛。
身なりを整え、昼着と夜着の区別をしたり、できる範囲でおしゃれをすることは、入院生活のはりやリズムとなります。入院中とはいえ、その人らしさを尊重したいですね。

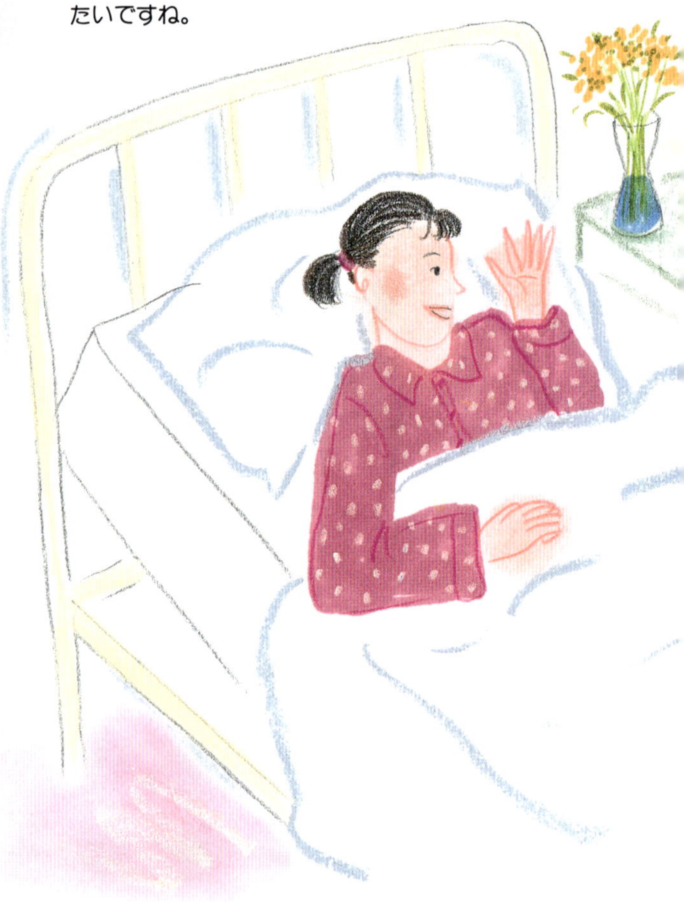

面会人にもあいさつやねぎらいを

面会時間、久しぶりに同僚に囲まれた田中さんは、顔をほころばせています。
そこに訪室したAナース。無言で点滴ボトルを交換、忙しそうに立ち去ります。
見舞客は、患者さんをとりまく大切な人たち。顔を合わせたら、必ず、あいさつやねぎらいの言葉を。親しい方への心づかいが、患者さんの心を開くことさえあります。

面会時間は守らせるもの!?

「面会は2時からですよ！　困ります！」
手術前にひと目会って励ましたい、とかけつけた患者さんの家族は、しぶしぶ室外へ。
面会時間は〝絶対に守らせるもの〟というより、〝協力をお願いするもの〟。患者や家族の事情を聞き、柔軟に対応したいですね。術前や不安の強い時、家族とのふれあいを長く持っていただくのも、大事なケア。

場合によっては〝面会制限〟の提案

患者さんが社会的に責任ある地位にある場合など、面会人が絶え間ない、というケースがあります。患者さんの負担になっていると感じたら、〝面会制限〟が必要な場合も。
必ず、患者さんや家族の同意を得て行います。

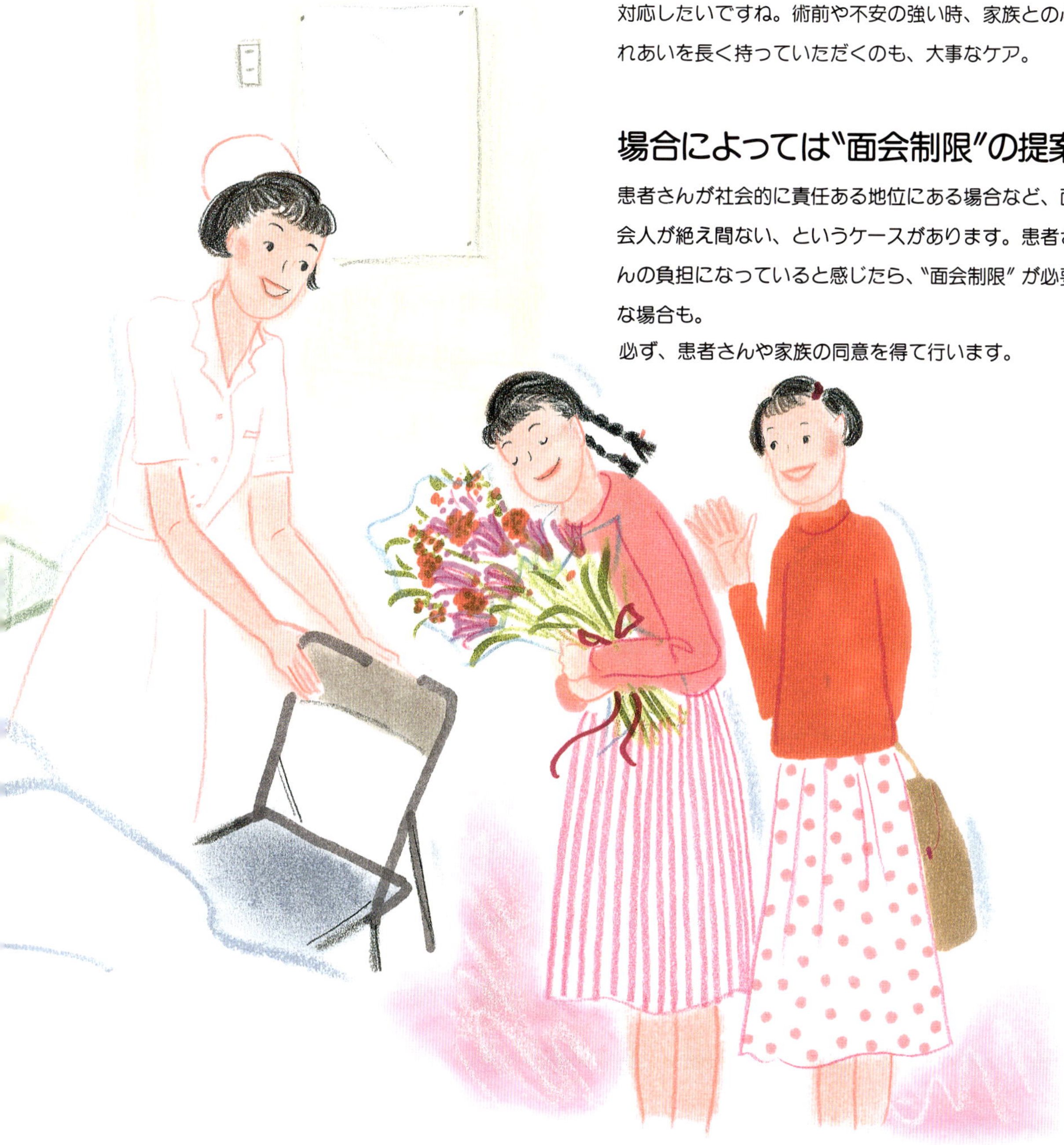

PART[6]

おだやかな眠りのために

In the Evening

眠りにつく前のお世話は、安眠の〝特効薬〟

シーツをキュッ。かけ物をフワリ。しばらく言葉をかわした後、「おやすみなさい」と明かりが消える。少しのお世話、心のやりとりが、患者さんを心地よい眠りにいざなって。

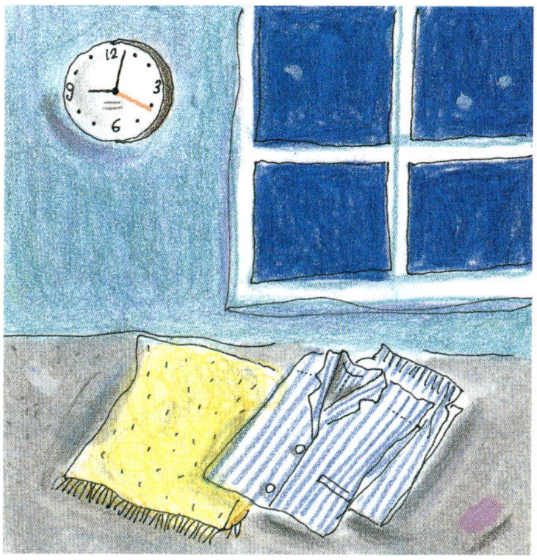

Checking points
チェック・ポイント

- ●換気をし、身のまわりを整えて、患者さんは気持ちよく眠りについていますか
- ●自分でできない人も、歯磨き・洗面をしていますか
- ●寝衣の汚れた人はとりかえて、さっぱりと入眠していますか
- ●眠れない人は、ケアを受けていますか
- ●必要な人に、かけ物やあんかが届けられていますか
- ●「おやすみなさい」とあいさつが、かわされていますか

やさしい手に
患者はほっと安心

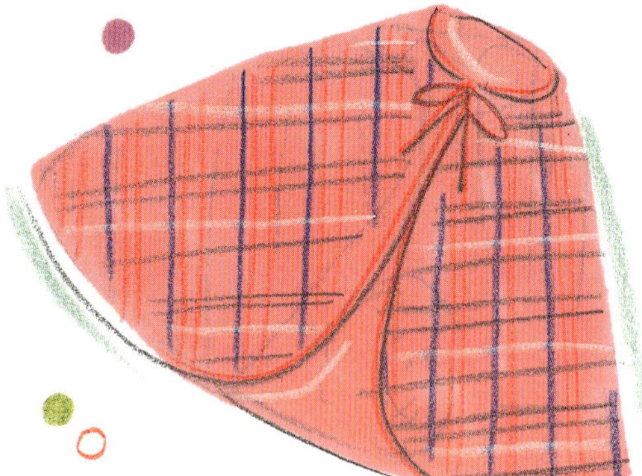

歯磨き・洗面は、入眠の儀式

毎日、何げなく行っている、寝る前の歯磨きや洗面は、無意識のうちに入眠の誘いとなっています。
生活環境が180度変わる入院生活。歯磨きや洗面は省かずに行い、日ごろの生活習慣を大切にすることが、患者さんの安心、おだやかな眠りにもつながります。〝清潔に、気持ちよく〟という面からも、もちろん大切。

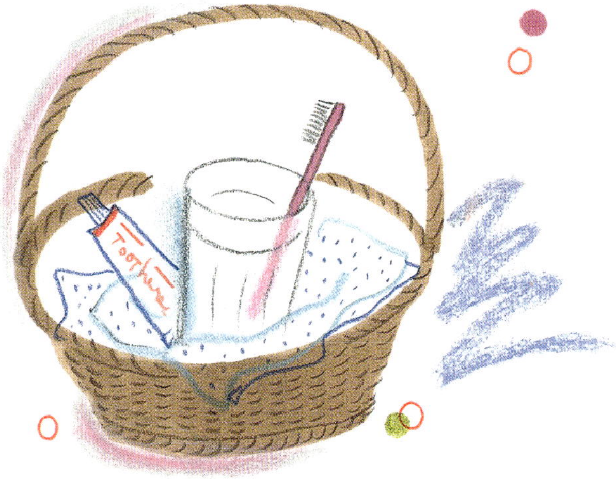

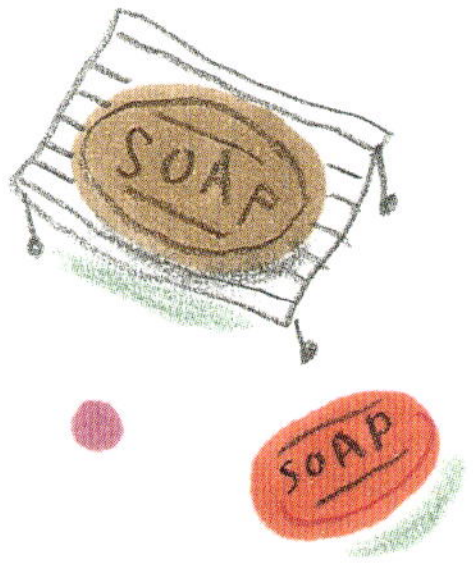

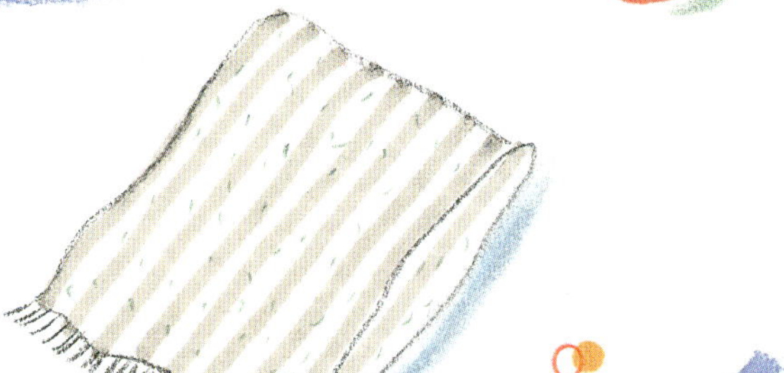

入眠前の換気・整とん、忘れずに

窓を開けて換気し、床頭台やベッドサイドを整とん。シーツをキュッと引き、かけ物をフワリ。入眠前のひと手間のお世話から、患者さんはほっと安心し、入眠へと気持ちが向かいます。
１日横たわったベッドで、快く眠りについていただくには、心改まるイブニング・ケアが必要です。

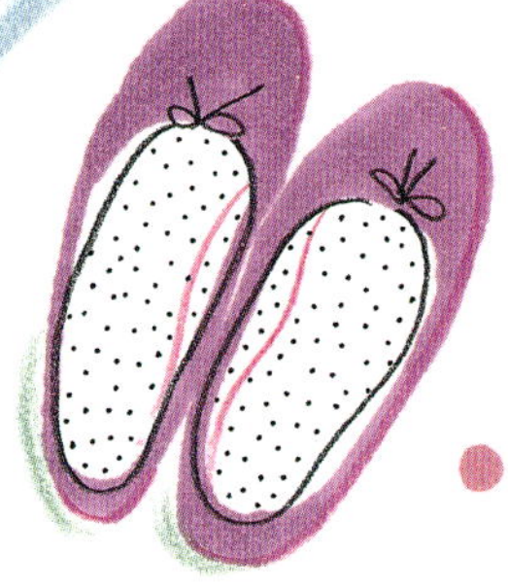

汚れた寝衣は安眠の敵！

日に干したふとんに清潔なシーツ、洗いたての寝衣で床についたら、朝までぐっすり。こんな経験が、だれにもありますね。

湿気がこもったり、汚れやすい患者さんの寝具や寝衣。マットレスを乾かしたり、寝衣に心づかいをするだけで、不眠が解消――というケースもあります。

〝清潔＋ナースの心づかい〟が、患者さんを心地よくします。

就寝時間は、おしつけずに

「入院中、何がつらいって、消灯時間が早すぎることよ！」

と、退院したばかりのOさん。〝早すぎる消灯〟に四苦八苦する患者さんは、意外に多いもの。〝絶対に9時〟とおしつけず、談話室などを開放して、眠れない人に気分転換をしていただく試みも必要では？　もちろん、音や光など、他の人の迷惑にならないよう注意します。

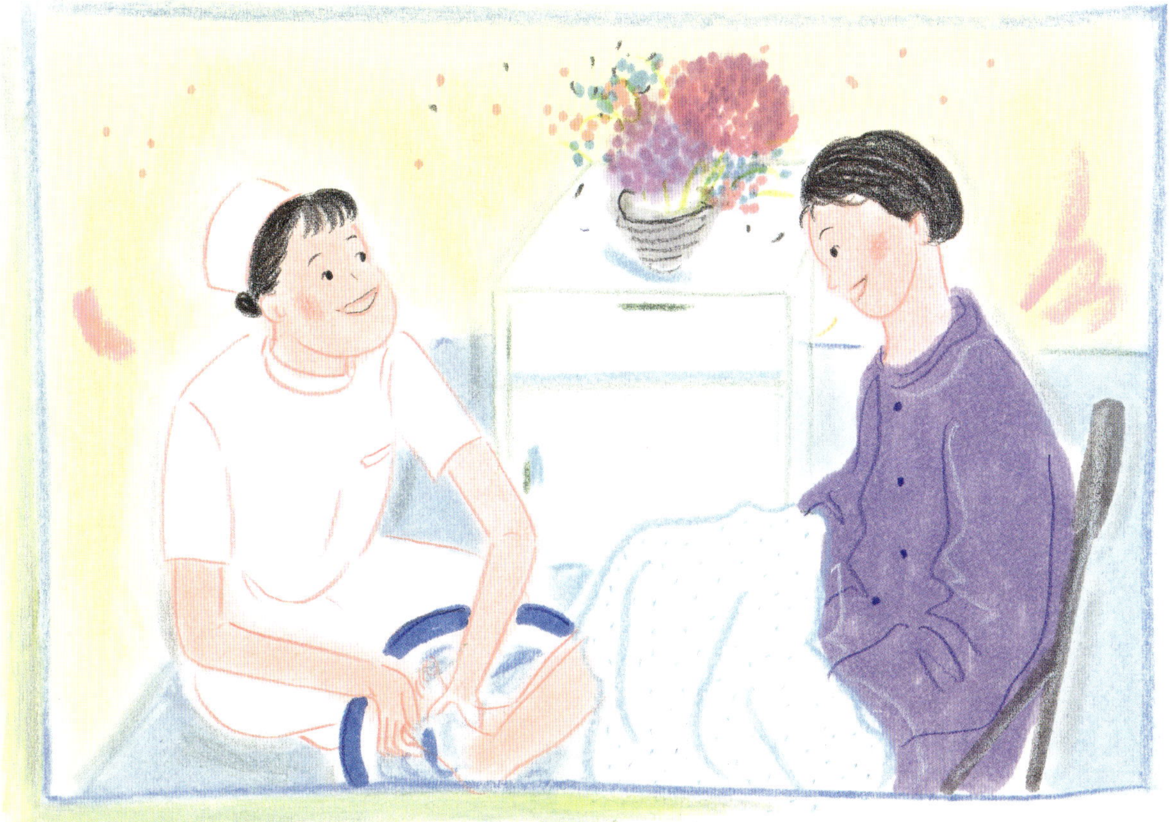

床上排泄の人には、消灯前に介助を

軽い尿意を言いそびれ、眠りそこなったり、夜中に介助を受け、再び寝つけなかったりすることのないよう、床上排泄の人には、消灯前に必ず介助を。就寝前に排泄をすませるのは、多くの人の生活習慣でもあります。

SKILL POINT

安全を確認して「おやすみなさい」

点滴の滴下数をチェック！

消灯前には、必ず、時計（ストップウォッチ）を使って、持続点滴の滴下数を数えます。ボトルは、明日の朝までもちますか？　ボトルを替える時間を予測し、次のボトルも用意しておきます。

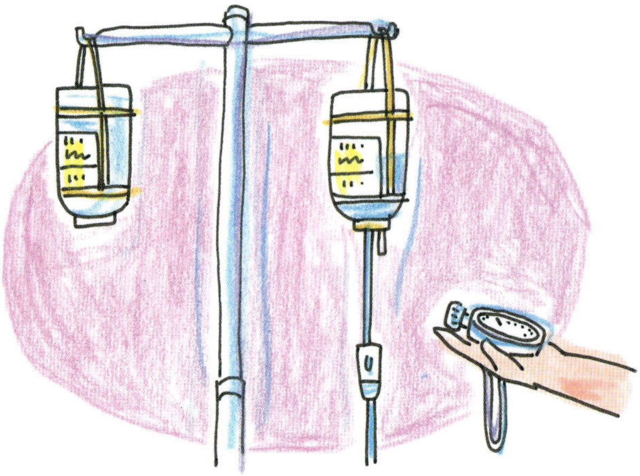

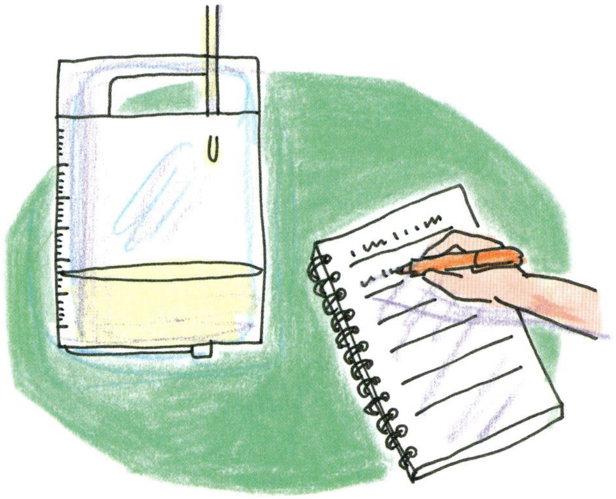

カテーテルは、安全ですか？

カテーテルの挿入部位がずれたり、ルートが折れ曲がったりしていませんか？
流出物を貯留するバッグには、どんな液が何mℓ、たまっていますか？　流出は順調ですか？
消灯前に、カテーテル類の安全を確かめ、貯留物の量と内容を記録しておきます。その後は、１時間おきに見回りを。

落ちそうな人には、サイドレールを

体動の激しい人、かけ物を落としやすい人、意識が鮮明でない人、ひとりでは体動が困難な人には、サイドレールをつけて安全を確保します。ベッドからの転落は、二次障害のもと。

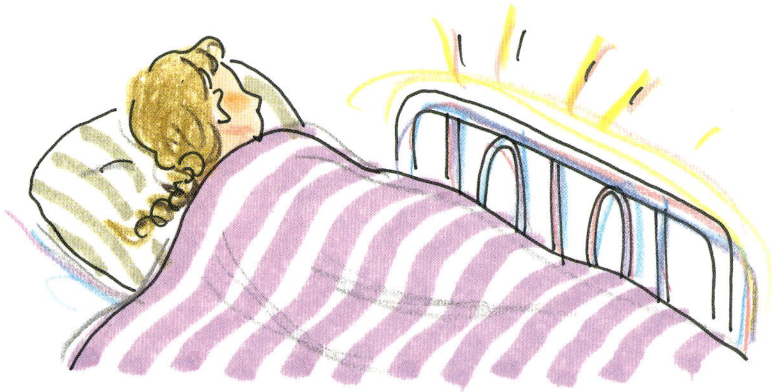

ナースコールは、定位置に

寝ぼけて、ナースコールをとれない人がいます。ナースコールは、消灯前に定位置に。動きの激しい人の場合は、ピンなどでコールを固定しておきます。

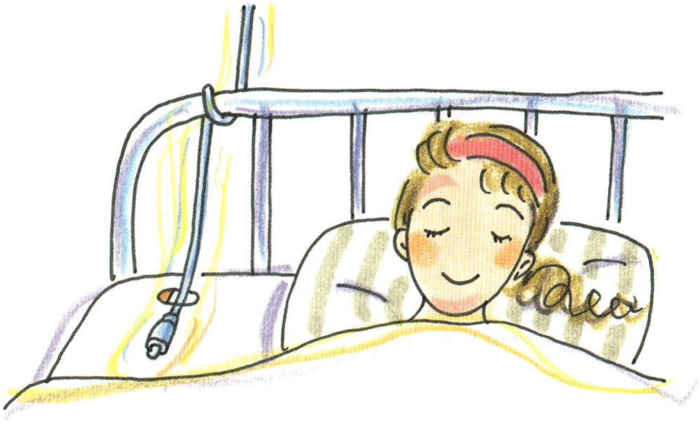

全員いることを確認して、消灯

空きベッドはありませんか？
トイレで倒れている人、外出している人はいませんか？
全員、ベッドにいることを確認。必要な処置が終了していることをもう１度、確認し、消灯します。
消灯前には、確認に確認を重ねます。

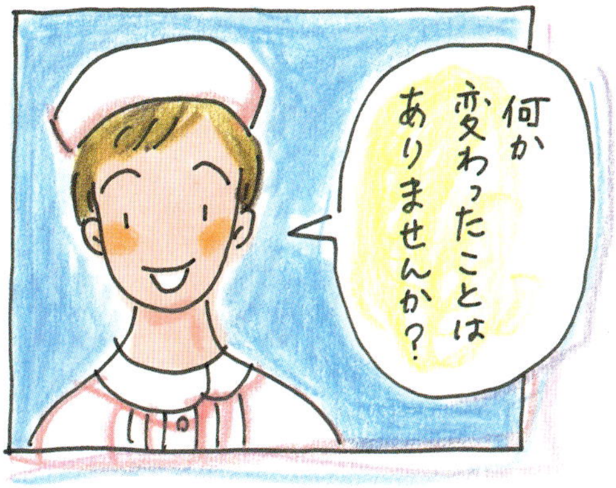
何か変わったことはありませんか？

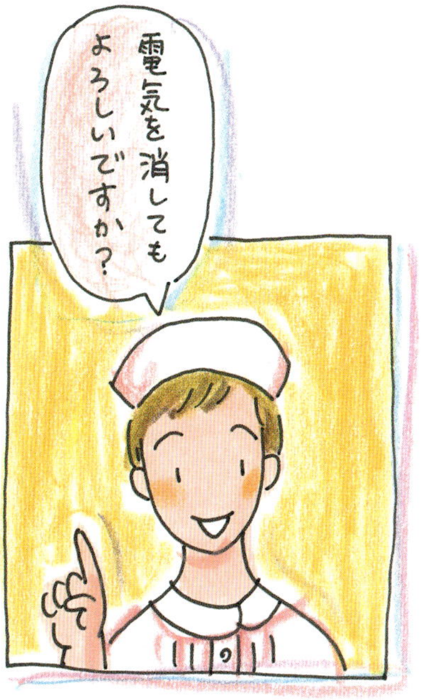
電気を消してもよろしいですか？

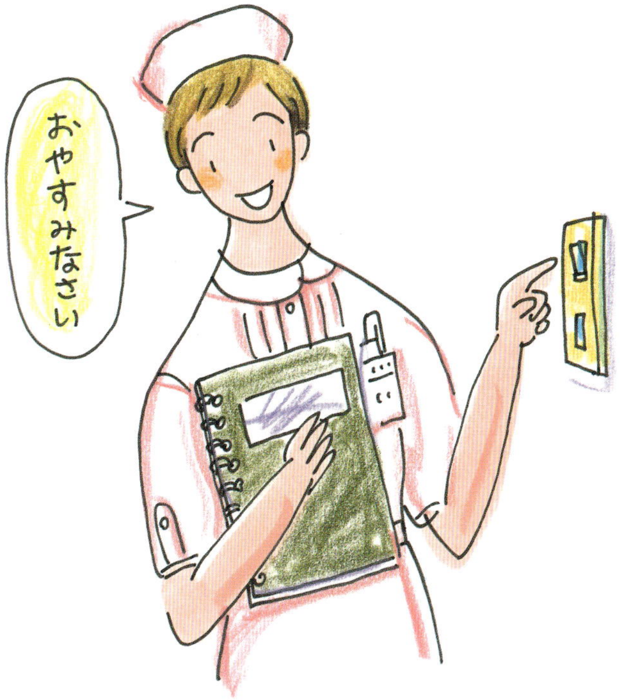
おやすみなさい

“夜の不安”無視しないで

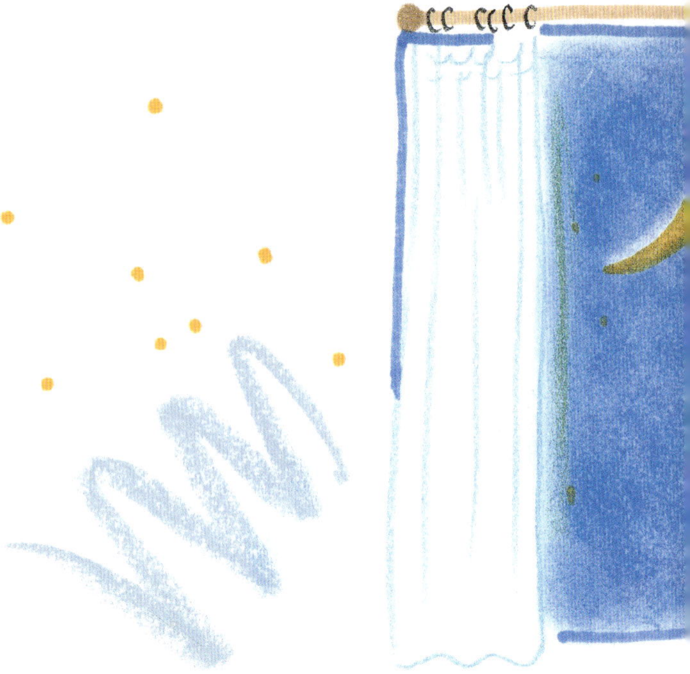

夜は患者を不安にさせる時間

昼間は病棟に活気があり、患者さんも気がまぎれています。夜になるとあたりは静まりかえり…、病気への不安、仕事や家族への心配が頭をもたげてきます。
不安な時、寝つけない時、ナースが言葉をかけ、しばらく側にいたり、そっと脈にふれたりすることが、患者さんを思いのほか、落ち着かせます。母親が子どもに添い寝をするような気持ちで見守るひととき、必要ですね。

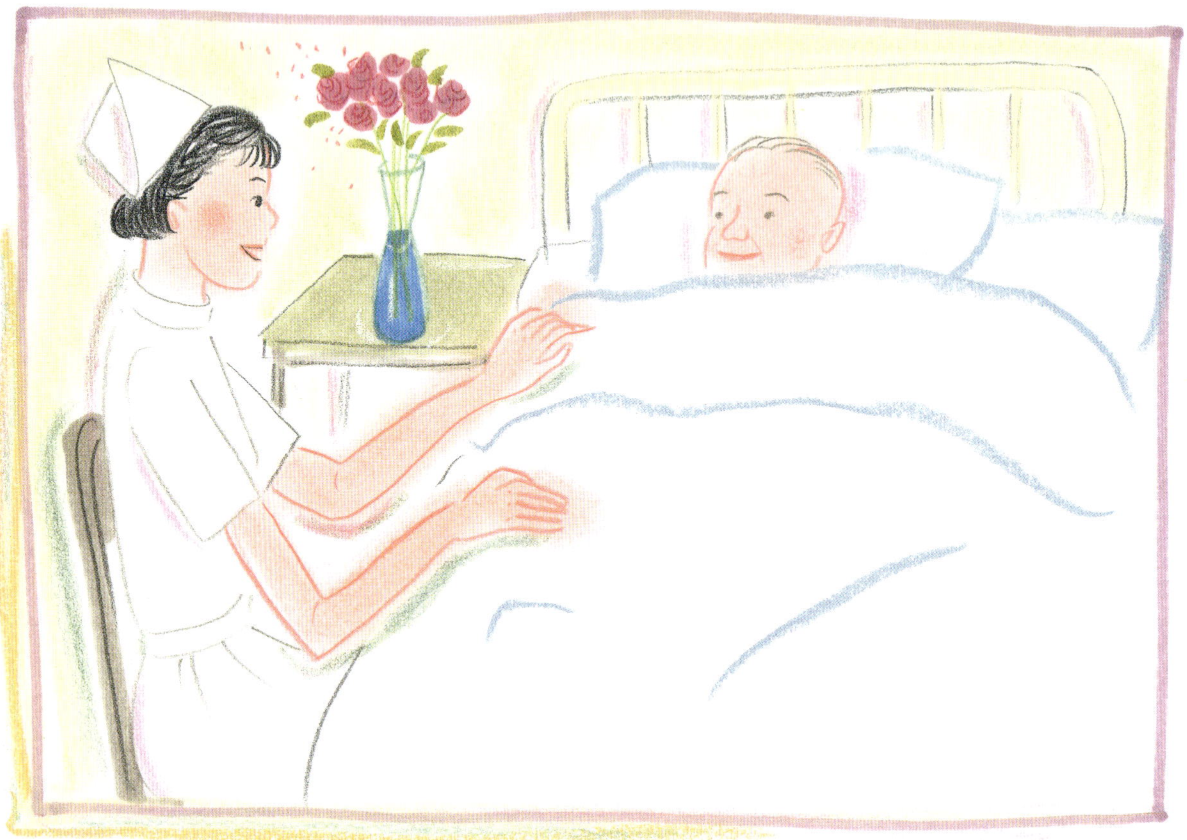

応答のないナースコール
不安をかきたてます

深夜、胸痛を覚え、コールし続ける佐藤さん。ナースからの応答は、まだありません。
〝自分は、このままダメになるんじゃないか〟。
佐藤さんの心細さは、恐怖へと変わっていきます。
夜間、患者さんが不安や痛みを訴える相手は、ナースです。コールへの迅速な対応は、不安や痛みをやわらげる第１歩。遅い対応、不機嫌な態度は、患者さんの不安をかきたてます。

「きょうは、
Aナースだからよく眠れる」

日ごろから信頼関係があると、そのナースが夜勤というだけで、患者さんは安心できるもの。
「きょうは、Ａナースだからよく眠れそう」
折にふれ、コミュニケーションをとり、患者さんから信頼されていること自体がケアになっています。

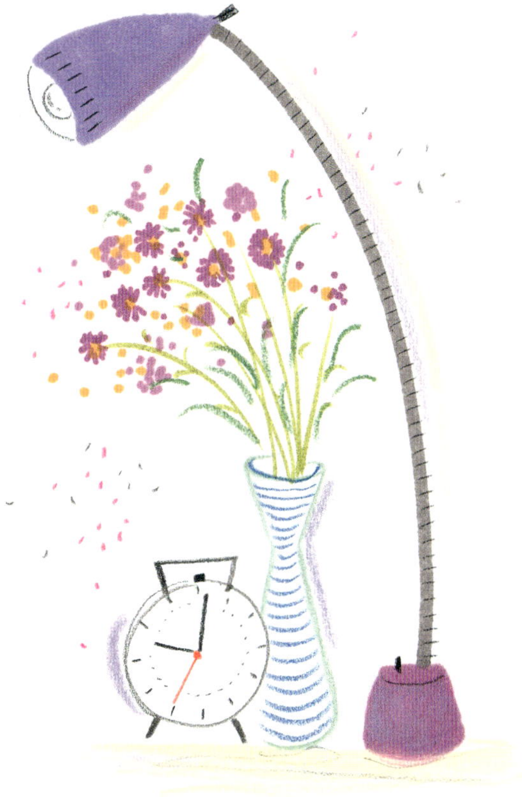

「ベッドに戻りなさい!!」
ナースは監視人!?

「何時だと思ってるのっ！」
眠れずに、ロビーでタバコをふかしていた山村さんは、ナースの言葉に不愉快な表情。
〝21時～６時は、ベッドにいるべき〟と押しつけるだけでは、〝ナースは患者の監視人〟になりかねません。
「眠れないんですか？」
と話しかけてみると、〝不安で、悶々として眠れない〟と、患者さんが悩みを訴えるきっかけにもなります。
落ち着いたころ、
「そろそろ、ベッドへ戻りましょうか」
という対応も、自然に出てきます。

S K I L L P O I N T

おだやかな眠りのためのケア

足浴で、ほっと入眠

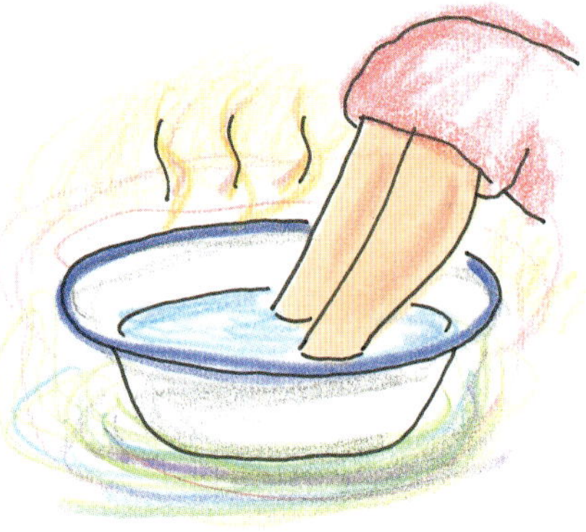

足が冷えて眠れない人、冷え性の人、気分の落ち着かない人には、足浴が効果的。体全体が温まった感じで、ほっと安心、眠りに向かいます。
消灯前、ベースン1杯のお湯（37～38℃）を用意し、足をつけて温めます。足だけでなく、患者さんの心まで温まるから、不思議です。

空腹で眠れない!?――温かい飲み物や夜食を

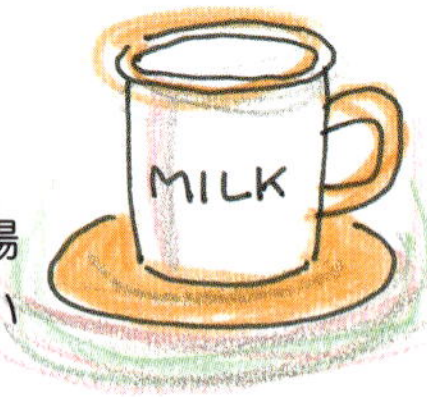

空腹で眠れない人も、意外に多いもの。昼間、検査などで食事をぬいた人、胃腸の手術をして少量ずつしか食べられない人、夕食が早すぎて空腹になる人など、さまざま。温かく、消化のよいもの（温めた牛乳など）をとるのも一案。全身が温まり、眠りにつきやすくなります。

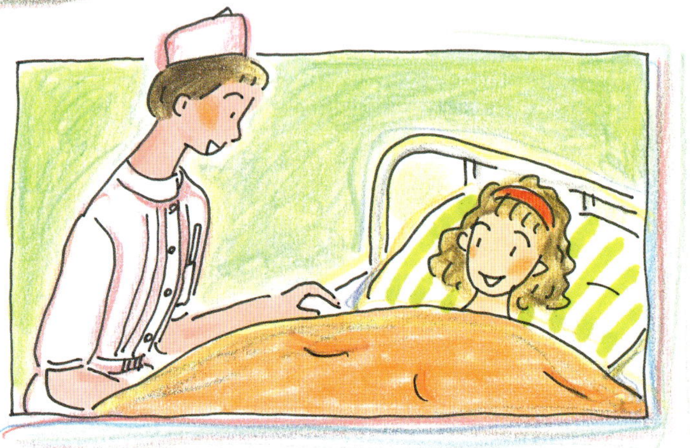

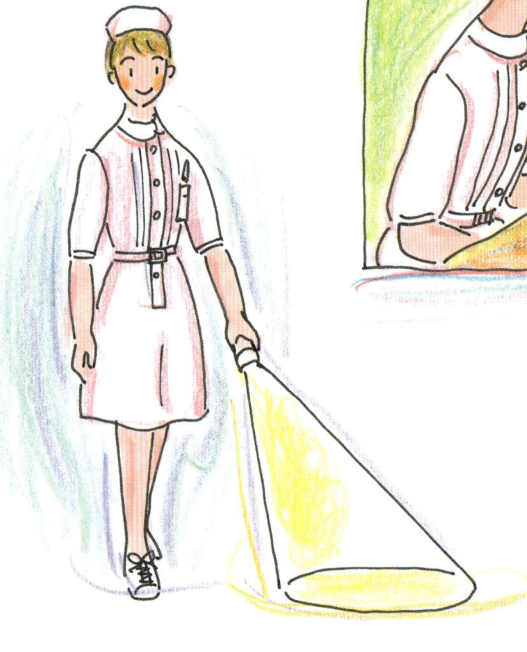

夜中の足音、強い光は大迷惑!

バタバタ響く夜中の足音、強い光は安眠の妨げ。ナースのたてる足音・物音、ライトの方向にご注意を！　ライトは、自分の足元に向け、患者さんの顔を照らすのは禁物です。

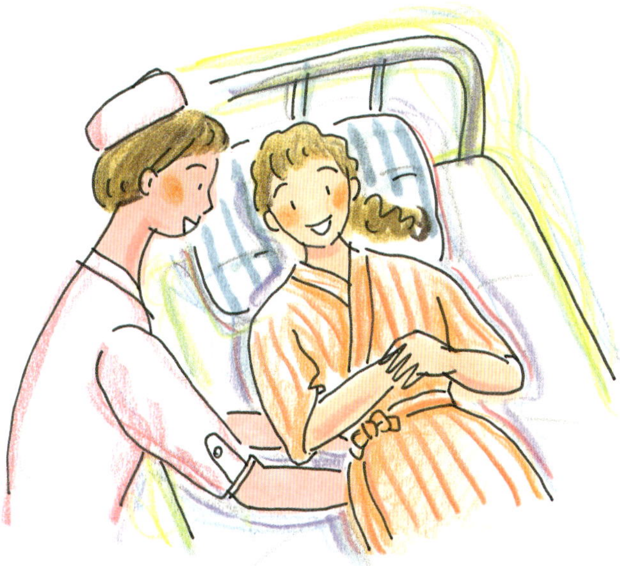

隣のベッドで急変！
――すぐに部屋を移して

大部屋で急変！　あわただしい処置の気配に、同室の患者さんは眠れず、自分の身におきかえて、不安な夜を過ごしています。
できるだけ早く、急変した患者さんを空き部屋へ。他の患者さんの妨げにならないよう気をつけます。

体位変換ができない人。
手を入れるだけで楽に

体位変換ができない人には、背中や腰の下にナースが手を入れるだけでも、一時的に楽になります。〝足を軽く曲げてのばす〟、〝首の後ろを軽くもむ〟といったケアも、患者さんをひととき、楽にします。

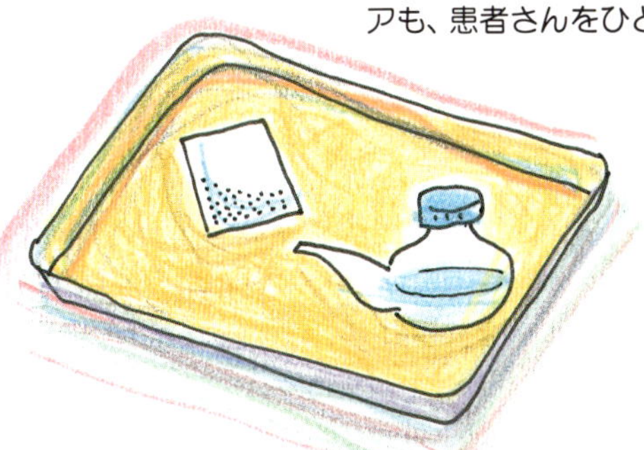

睡眠薬を持っていくだけ
では、不十分

睡眠薬を希望する患者さんも、ナースが、ただ事務的に運ぶことを期待しているわけではありません。〝一声かけてほしい〟、〝少しの間、側にいてほしい〟という気持ちが心の底にあります。ナースは薬とともに、〝安心〟を運びます。

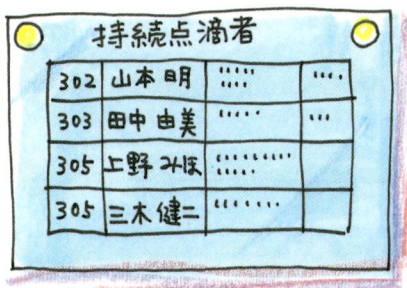

持続点滴の人が、
安眠するためには

〝眠っている間に、ボトルが空にならないかしら？〟
〝チューブがぬけてしまわないかな？〟
持続点滴中の患者さんの中には、点滴が気になり、安心して眠れない人がいます。「大丈夫ですよ」というだけでなく、コールの前にきちんとケア。安心感を持っていただくことが大切です。
また、空気塞栓や管内での凝血、逆流や漏れ、一時の大量輸液など、意外に見逃しがち。病棟内の持続点滴者をリストアップし、点滴時間表を作って、効率よく見回ります。

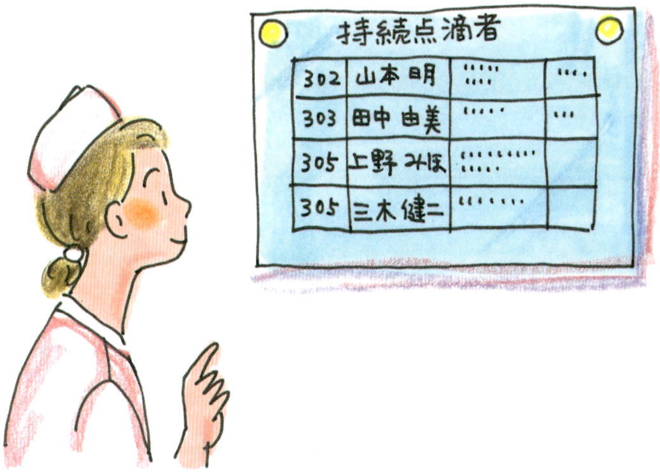

PART[7]
外来でのケア
Caring for Outpatients

診療に信頼感を持っていただくために

診察室のドアが開き、ナースがニッコリと患者の名を呼ぶ——外来ナースの心づかいとマナーが、患者さんの心をほぐし、診療への信頼と安心を培っていきます。

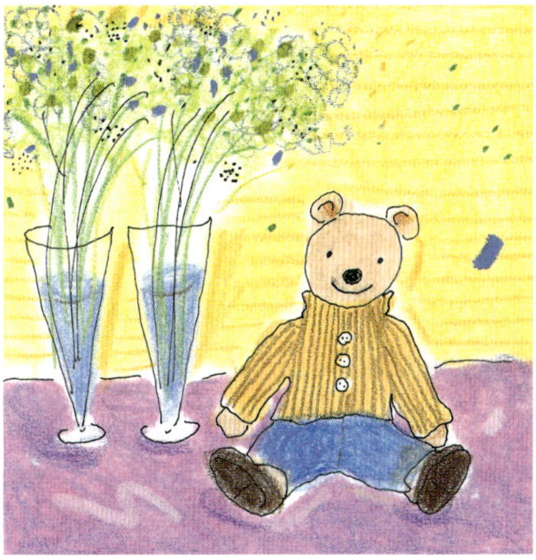

Checking points
チェック・ポイント

- ●患者さんの顔を見て、呼び出しが行われていますか
- ●長く待っている患者さん、具合の悪そうな患者さんに、心配りがされていますか
- ●自己紹介やあいさつが行われていますか
- ●患者さんのプライバシーは、守られていますか
- ●患者さんは、安心して診療を受けていますか
- ●説明や案内は、患者さんによく理解されていますか

診察前の心配りから ケアがはじまります

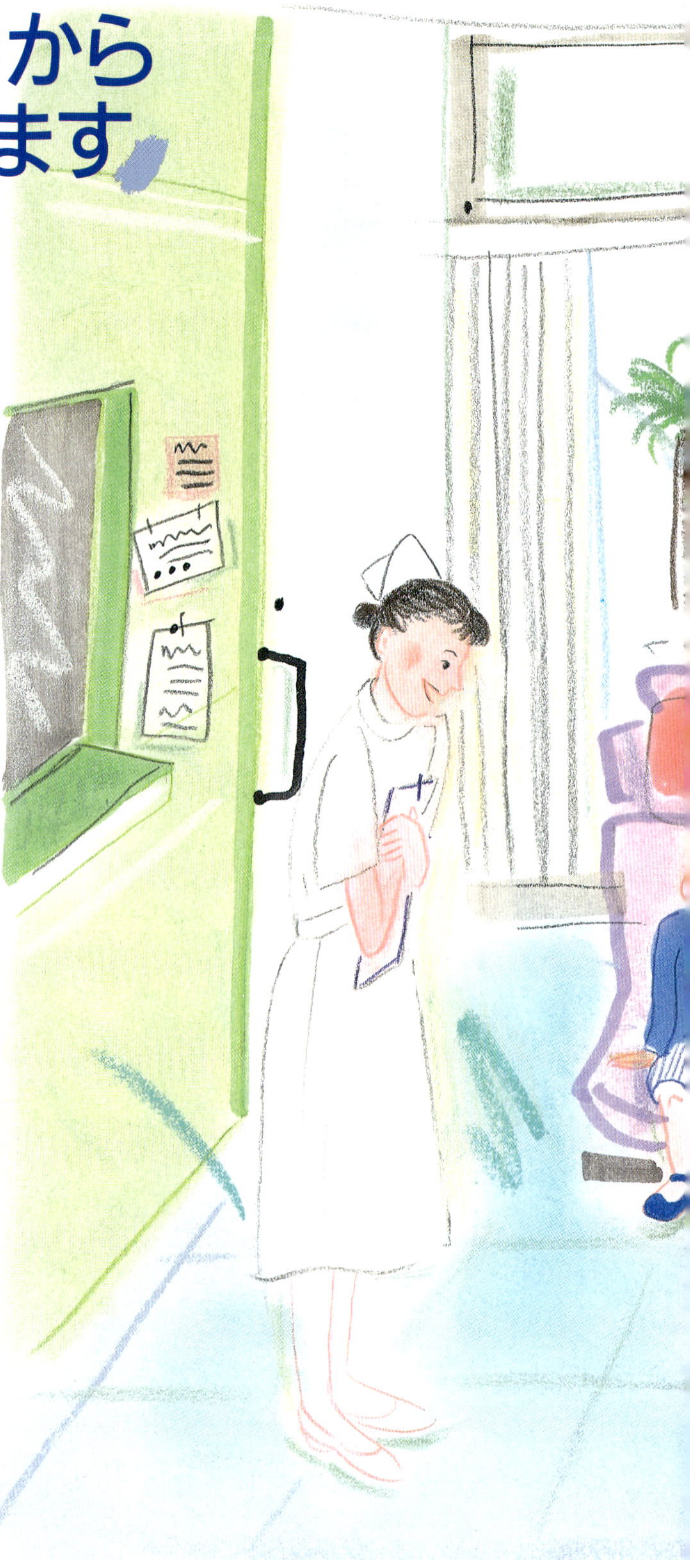

呼び出しは、待合室に出て顔を見ながら

患者さんの呼び出しは、必ず待合室に出て、顔を見ながら。ドアを閉じたまま、診察室の中から大声で呼び出すのは、いやな対応です。待合室の方々と顔を合わせるのは、観察やコミュニケーションのためにも必要。

「中村さん、お入りください。お待たせいたしました」

ナースのほほえみに、中村さんの不安な気持ちがなごみます。

具合の悪そうな人、長く待っている人に心配りを

待合室で具合の悪そうな人をみかけたら、早く診察してもらえるよう調整を。

長く待っている人には、

「お待たせして申しわけございません。あと10分ぐらいですので、もう少しお待ちいただけますか？」

など、言葉かけを。待っている人の具合はどうか、観察するとともに、〝お待たせいたしました〟という気持ちで応対します。

激しいせきや発疹のある人は、別室へ

せきが激しい、発疹がある、etc。ほかの患者さんへの感染の心配がある人は、別室へ案内して、お待ちいただきます。ただし、ていねいに説明して、納得していただくことが大切。

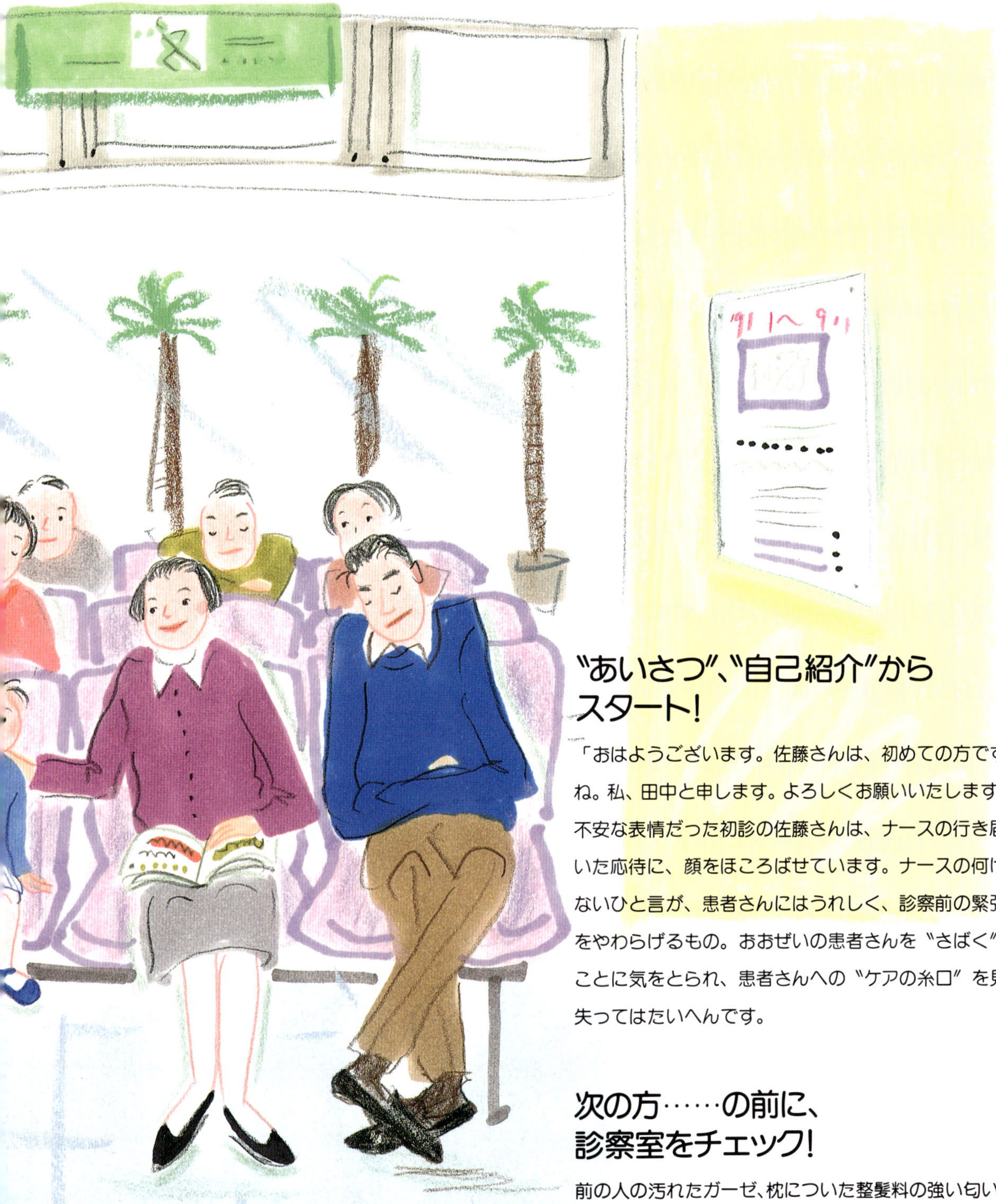

“あいさつ”、“自己紹介”から スタート！

「おはようございます。佐藤さんは、初めての方ですね。私、田中と申します。よろしくお願いいたします」不安な表情だった初診の佐藤さんは、ナースの行き届いた応待に、顔をほころばせています。ナースの何げないひと言が、患者さんにはうれしく、診察前の緊張をやわらげるもの。おおぜいの患者さんを“さばく”ことに気をとられ、患者さんへの“ケアの糸口”を見失ってはたいへんです。

次の方……の前に、診察室をチェック！

前の人の汚れたガーゼ、枕についた整髪料の強い匂い、etc。ほんの少しの不注意が、患者さんを不愉快にしています。次の方を呼び入れる前に、診察室のチェック、お忘れなく！

SKILL POINT

診察介助―ひとりひとりを尊重して

不必要な露出を避け、プライバシーを守りたい

上半身だけ裸になり、診察台に横たわって、1分、2分……。医師も、ナースも現れず、処置を待つ鈴木さんは、寒けを覚えています。やむをえず患者さんを待たせる時は、かけ物で覆い、寒い思い、恥ずかしい思いをさせないよう心配りを。着替え中の無遠慮な入室、カーテンのすき間にも、患者さんによっては屈辱的な思いをしています。

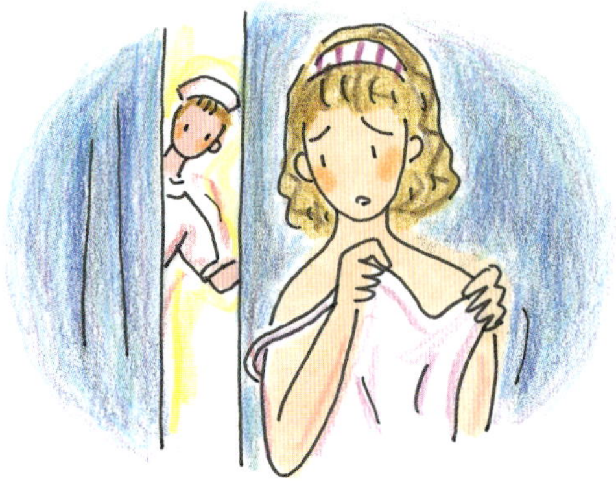

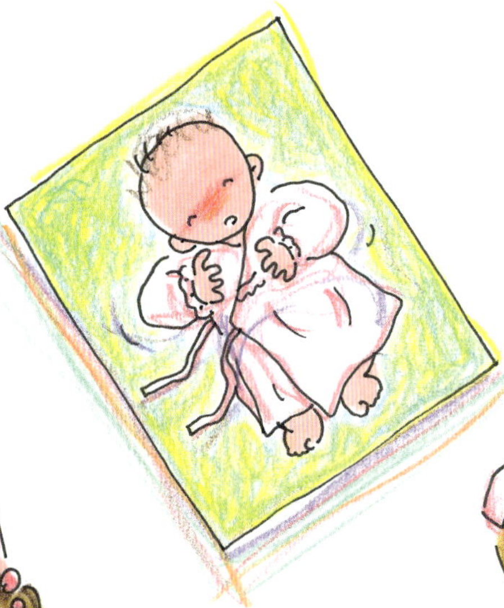

子どもの患者への診察介助

患者が乳児の場合は、ひもやボタン、スナップをはずして、すぐに裸にできるよう介助しておきます。
ひとりで衣服の着脱ができる子どもは、自分で。せかしたり、大人が無理に脱がしたりせず、ナースは〝待つ〞ゆとりを。
思春期の女の子は、羞恥心が強いもの。子ども扱いせず、タオルや布で覆う工夫をします。

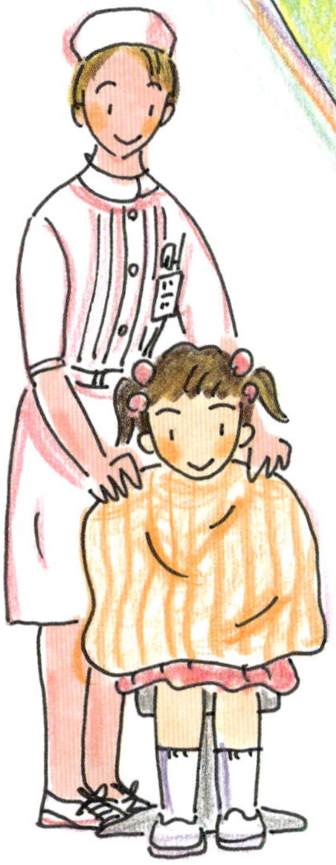

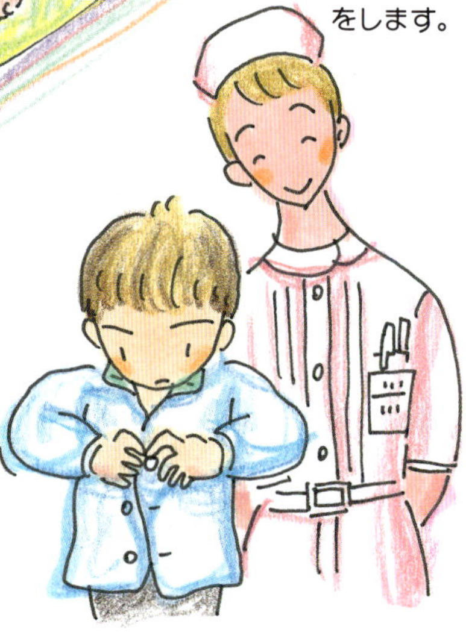

婦人科内診が〝屈辱〟にならないために

婦人科の内診は、だれにとっても恥ずかしく、場合によっては〝屈辱的〟になりかねません。ナースは、患者さんの羞恥心をやわらげるよう、できるだけ工夫を。露出は最低限にし、両足には、大腿部まで覆える足袋をつけます。診察前後には、下半身にタオルや布をかけ、露出を避けて。

診察時には、ナースは患者さんの頭側につき、言葉をかけるなど、患者さんの気持ちをほぐす配慮をします。

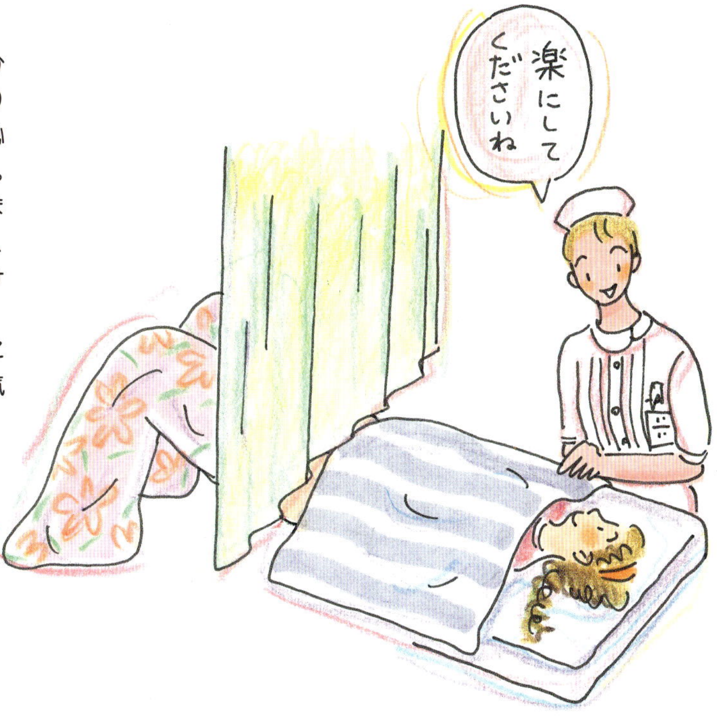
楽にしてくださいね

足元に気をつけてくださいね

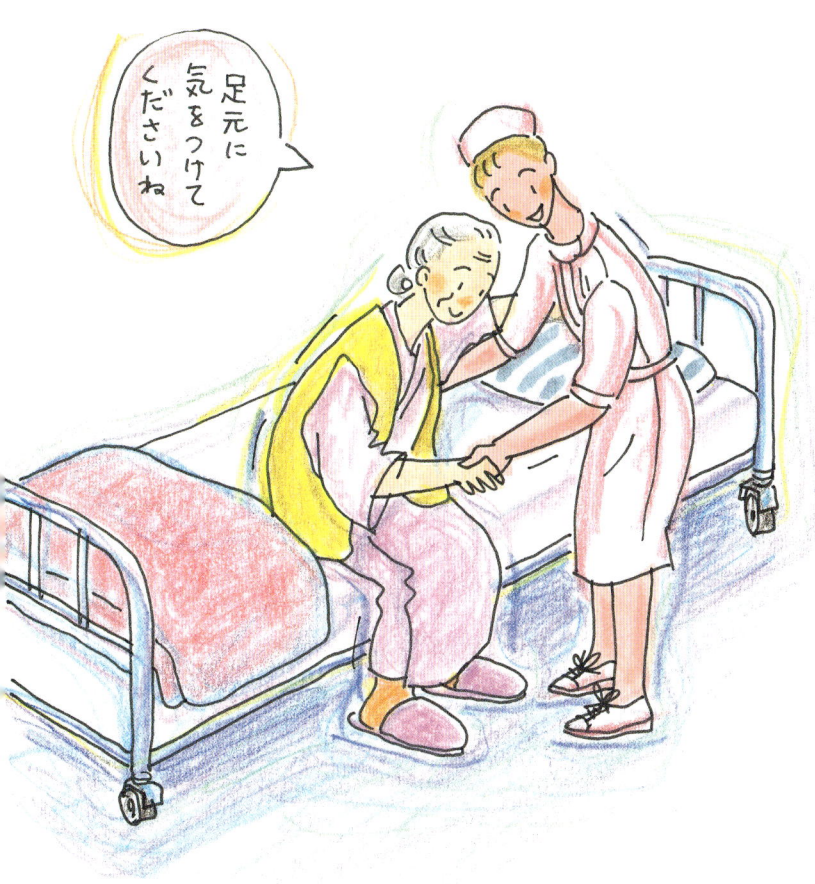

老人の転倒は、大けがにつながります

老人の患者さんが多い場合は、低いベッドのほうが安全。

ベッドのストッパーはかかっていますか？

老人の転落や転倒は、骨折など大きなけがにつながります。

高いベッドには、足台を置き、昇降時には必ず、介助をします。

移動の際も誘導や介助を忘れずに。不必要なものを片づけて、障害物をなくしておくことも大切です。

診察後の説明は
患者さんの思いを聞きながら

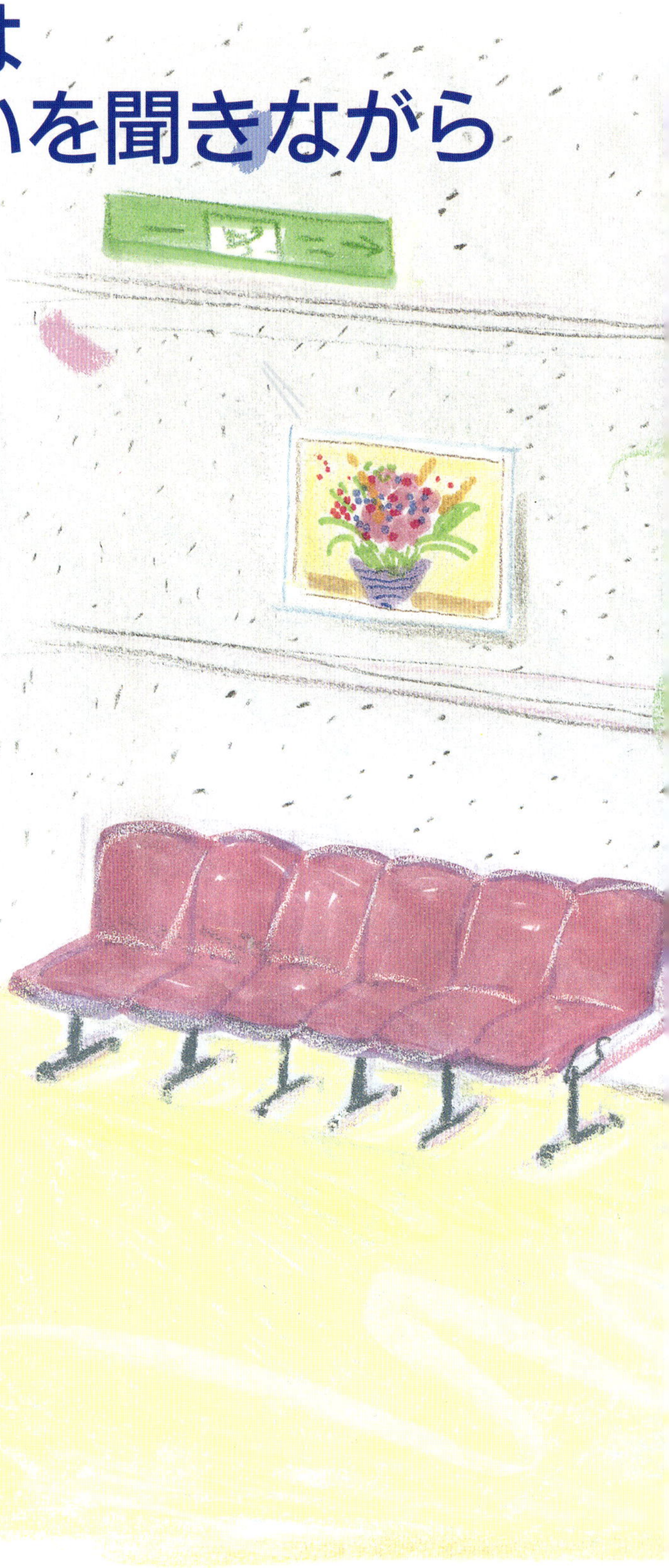

医療者の〝あたりまえ〟に
ご注意を！

坐薬を〝座って飲んだ〟、お年寄り。食間と指示の薬を〝食事中〟に飲んだ主婦。医療者の〝あたりまえ〟が通じず、患者さんが、とんだ勘違いをしていることがあります。医師の説明を補足する時などは、患者さんの状況を聞きながら、ていねいに、専門用語を避けて、わかりやすく！

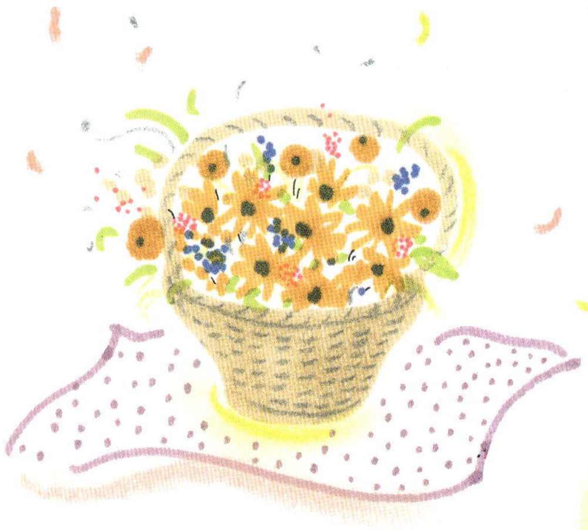

検査は〝指示〟でなく、〝ご案内〟

医療者にとってはあたりまえの採血や採尿も、患者さんにとっては、不安や恥ずかしさを感じる事態。説明せずに、いきなり、

「これに尿をとってきて！」

と〝命令〟してしまうことのないよう、ご注意を！

検査の目的、方法、苦痛の有無をていねいに案内するのが、ナースの務めですね。

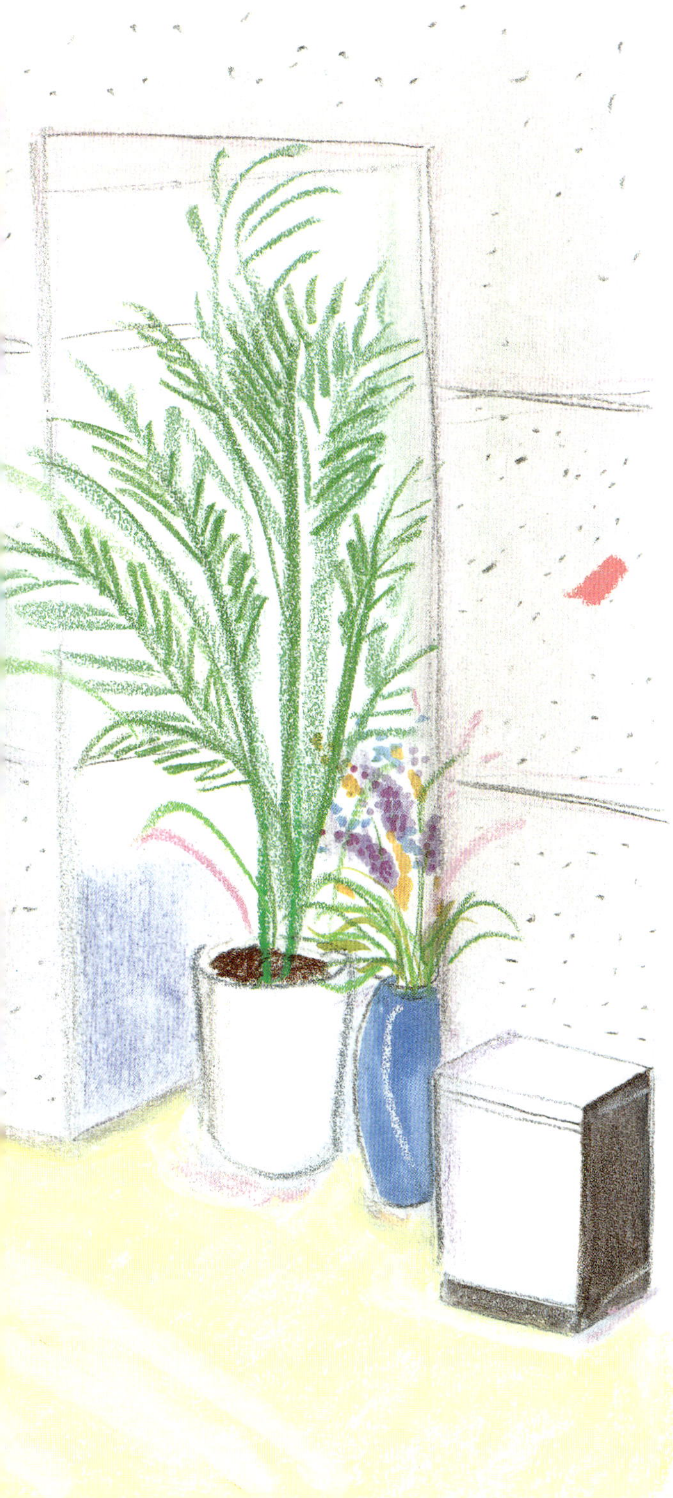

通院加療が決まったら

通院加療が決まったら、一方的に、
「毎週○曜日に来てください」
ではなく、まず、ひとりひとりの事情をよく聞きます。幼児のいる主婦、体が不自由な老人、遠方の人、多忙な人、etc。受持医や検査日をやりくりして、なるべく無理なく通える曜日にするなど、事情に合わせて配慮することが大切です。

日常生活のアドバイスは具体的に

「塩分は、ひかえてくださいね」
濃い味つけの好きな木村さんには、医師やナースのアドバイスが、守れません。
〝酢やレモンをきかせた味つけを提案〟、〝減塩しょうゆをすすめる〟など、日常生活のアドバイスは、患者さんの身になって具体的に。必要なら、時間をとって相談にのります。次の来院時、実行できているかどうか、確かめることも、お忘れなく。

パンフレットがあるから、説明は省略!?

日常生活や検査前の注意など、患者さんにパンフレットを渡す時、あなたなら、どう言葉をかけますか?
「よく読んでくださいね」だけでなく、ポイントを強調したり、質問を受けたりすることが大切。渡すだけでは、患者さんの反応もわからず、せっかくのパンフレットも説明を省く道具に……。

老人にはゆったりとした、子どもには安心させる接し方を

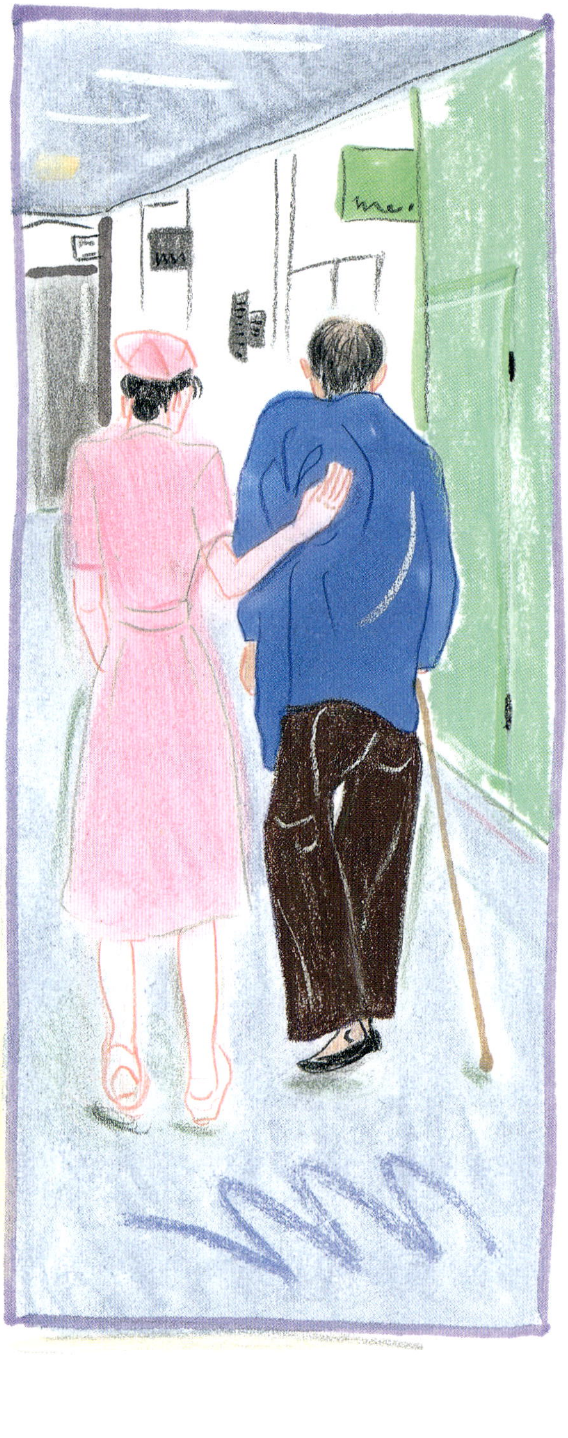

老人には、ていねいに、繰り返して

老人の中には、理解力が衰えていたり、動作が緩慢な人がいます。説明は、ゆっくりと、ていねいに、繰り返し行うのがポイント。
身じたくや移動も、余裕をもってやっていただきます。
あせらせると、事故のもとに……。
物忘れのある人には、説明をメモにして渡すと喜ばれます。

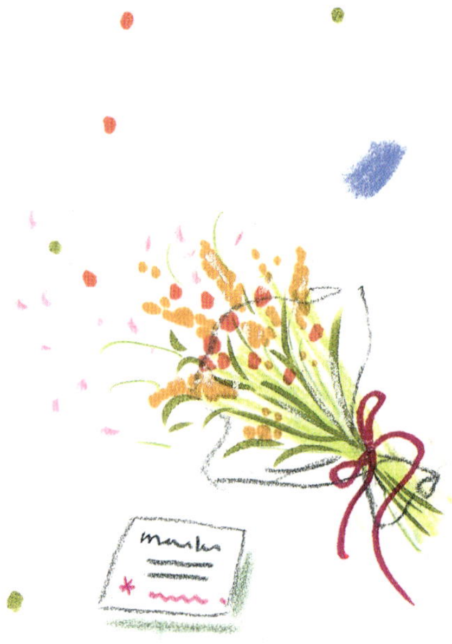

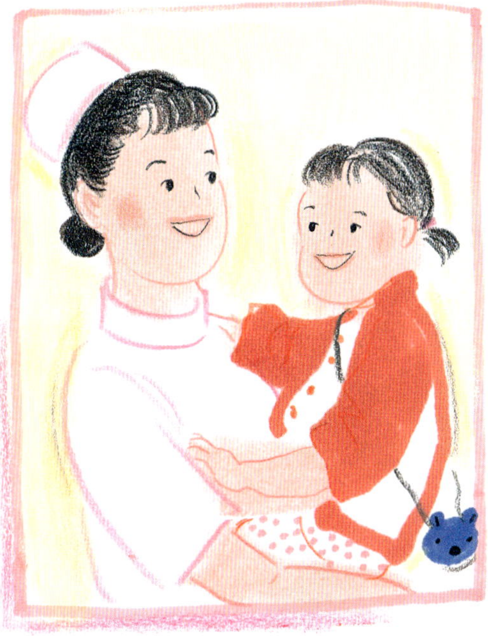

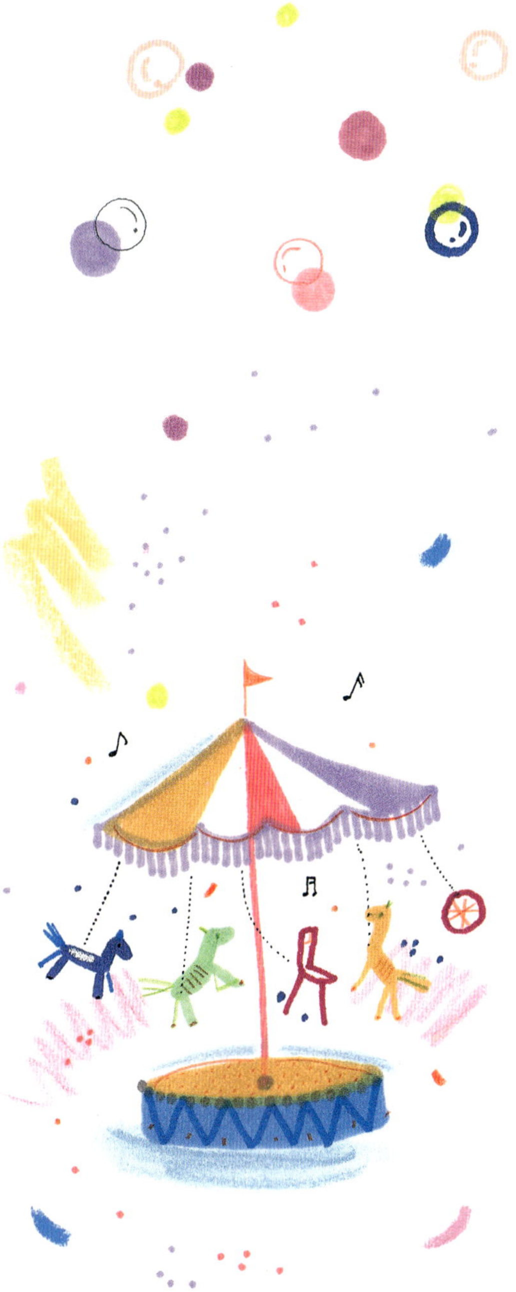

子どもには、まず〝安心〟を

見慣れない大人たち、見慣れない白い部屋…。病院につれてこられた子どもは、不安でいっぱい。ナースはまず、安心させる言葉を。

「先生がね、おなかにモシモシしてくれるのよ。あいちゃんのおなか、どこかな？」

３歳のあいちゃん、ちょっぴりうれしそうに、おなかを出しています。

〝恐怖心を持つような不必要な器具は見せない〟、〝処置は痛くないものから先に行う〟などの心配りも必要です。

[参考文献]

1) 上田智恵子，ほか：石けん清拭、スキナ清拭、蒸しタオル清拭の洗浄効果の違いを考える．日本赤十字中央女子短期大学看護研究論文集，昭和54年度入学生，1982．

2) 島田和子，ほか：清拭剤による清拭の比較について．第19回看護研究学会誌，1970．

3) 島田和子，ほか：清拭剤による清拭の比較について．第19回看護研究学会誌，1970．

〈監修〉
中村美知子／三浦　規

〈イラスト〉
めぐろみよ／大中美智子

〈編集〉
小沢ひとみ

〈デザイン〉
荻野　寛

ケアのこころ シリーズ②

1日のケア

1991年4月10日　初版第1刷発行
1994年5月10日　2版第1刷発行
2003年2月25日　3版第1刷発行
2004年8月10日　3版第2刷発行

[発 行 人] 赤土正幸
[発　　行] 株式会社インターメディカ
〒102-0072
東京都千代田区飯田橋2-14-2
電話03(3234)9559
[印　　刷] 大平印刷株式会社

定価1,500円(税別)
ISBN4-89996-085-9